Essen und Trinken im Säuglingsalter

Ernährungswissenschaftlerinnen
Mag. Ingeborg Hanreich, IBCLC
Dipl. oec.troph. Ehrentraud Hansen

5. überarbeitete Auflage

VIH VERLAG I. HANREICH

Wichtiger Hinweis:

Die Empfehlungen dieses Buches entsprechen den aktuellen ernährungswissenschaftlichen und medizinischen Kenntnissen bei Fertigstellung des Werkes. Es basiert auf aktuellen Empfehlungen der Ernährungskommission der Österreichischen Gesellschaft für Kinderheilkunde und des Forschungsinstitutes für Kinderernährung Dortmund sowie auf internationalen Empfehlungen und wissenschaftlichen Untersuchungen. Wissenschaft ist jedoch immer im Fluss! Dadurch kommt es zu abweichenden Meinungen einzelner Wissenschaftler und Wissenschaftlerinnen. In Zweifelsfällen sprechen Sie bitte immer mit Ihrem Arzt oder einer Ernährungswissenschaftlerin.

Noch ein Hinweis:

Bitte haben Sie Verständnis dafür, dass aus Platzgründen im Text nur von Ihrem Arzt gesprochen wird und dabei gedanklich auch Ihre Ärztin einbezogen ist, während die Bezeichnungen Stillberaterinnen, Mütter- und Väterberaterinnen, Ernährungswissenschaftlerinnen und Diaetologinnen (Diätassistentinnen) verwendet werden, ohne die männlichen Kollegen ausschließen zu wollen.

Text:	Mag. Ingeborg Hanreich, IBCLC
	Dipl. oec.troph. Ehrentraud Hansen
Wissenschaftlicher Beirat:	Dr. Evelyn Spivey-Krobath
	Dipl. oec.troph. Britta Macho
Grafik und Layout:	Atelier Kriebel
Foto:	Gerhard Enzi, Karl Grabherr-Ebner
Film und Druck:	CPI Moravia Books

Der Umwelt zuliebe auf chlor- und säurefrei gebleichtem Papier gedruckt.

1. Auflage 1994 unter dem Titel „Handbuch Säuglingsernährung - Essen und Trinken im ersten Lebensjahr"
2. überarbeitete und erweiterte Auflage 1998
3. Auflage, überarbeiteter und ergänzter Nachdruck 2001
1. Auflage für Deutschland 2002
4. überarbeitete und erweiterte Auflage 2004
5. überarbeitete Auflage 2007

ISBN 978-3-901518-00-3

Verlag und Vertrieb in Österreich: Mag. Ingeborg Hanreich, Esterhazygasse 7/2, A-1060 Wien, Tel.: (+43 1) 504 28 29-1, Fax: (+43 1) 504 28 29-4
E-Mail: office@kinderkost.com Internet: www.kinderkost.com

Vertrieb in Deutschland: Dipl. oec.troph. Ehrentraud Hansen, Maasbüllhof 1, D-24975 Maasbüll, Tel.: (+49 4634) 93 04 55, Fax: (+49 4634) 17 25
E-Mail: ehrentraud.hansen@kinderkost.com Internet: www.kinderkost.com

Vertrieb in der Schweiz: Sonja Schär, Mütter- und Väterberaterin, Lohstrasse 22, CH-8362 Balterswil, Tel.:(+41 71) 971 49 77, Fax: (+41 71) 971 49 76
E-Mail: sonja.schaer@kinderkost.com Internet: www.kinderkost.com

Meiner Mutter,
einer großartigen Frau, die mich mit ihrer Liebe genährt hat,

und allen Müttern, Vätern und Großeltern,
die mich durch ihre Fragen nach Antworten suchen ließen.

GESCHICHTE DES BUCHES

Die Idee zu meinem Buch entstammte einem Gespräch mit Dipl. oec.troph. Britta Macho und Dr. Evelyn Spivey-Krobath. Ihnen gilt mein besonderer Dank. Dieses Buch ist unter Mithilfe vieler Personen entstanden. Ein herzliches Danke an Dkfm. Lotte Hanreich, Boris Hanreich, Bernd Hagg, Mag. Gerlinde Härting, Dr. Gabriele Schwarzer, Mag. Ulrike Luftensteiner, Ulrike Sarang (LLL), Hertha Deutsch, Mag. Christine Schober und Ann Anders für das Lektorat der 1. Auflage, den Kolleginnen Dr. Silke Berger, Mag. Irmi Demitsch-Santner, Mag. Viki Sabathiel und Mag. Christine Mihalics für die Informationen zu Säuglingsnahrungen, Lilly, Bernhard, Birgit, Ami, meiner Großmutter und allen Freunden für die unterstützenden Gespräche sowie meinem Vater, Dipl. Ing. Georg Hanreich, für dessen ideelle und finanzielle Unterstützung beim Druck der 1. Auflage.

Dreizehn Jahre später: Mit Dipl. oec.troph. Ehrentraud Hansen gab es 2002 erstmals eine speziell für Deutschland entwickelte Version meines Buches. Unser Buch ist mittlerweile an Umfang gewachsen und wird immer internationaler! Das vorliegende Buch fasst als einziges die aktuellen Empfehlungen und die Marktsituation der drei Länder Österreich, Deutschland und der Schweiz zusammen.

Ein ganz herzliches Dankeschön allen Müttern, Vätern, Großmüttern und Großvätern sowie allen Elternberaterinnen, Hebammen, Stillberaterinnen, Ärzten und Ernährungsfachkräften für die vielen Anregungen und Anfragen der letzten Jahre. Ein besonderer Dank gilt Dr. Gudrun von der Ohe, IBCLC, und Dipl. oec.troph. Ellen Drescher, IBCLC, Sonja Schär, Mütter- und Väterberaterin, und den Beraterinnen der Schweizer La Leche Liga.
Viele Briefe von LeserInnen wurden von aufmunternden Zeilen bzw. Kinderfotos begleitet, worüber wir uns sehr gefreut haben. Danke!

VORWORTE

STILLEN - DER BESTE BEGINN!

„FLASCHE " - NUR EIN ERSATZ

BEIKOST - NEUE VIELFALT

ALLERGIEPRÄVENTION IM SÄUGLINGSALTER

FAMILIENKOST FÜR KLEINE LEUTE

ANHANG

Liebe Eltern, liebe Großeltern!

Wärme, Geborgenheit und Ihre liebevolle Pflege sind das Wichtigste, was Sie Ihrem Kind bzw. Enkelkind in den ersten Lebenstagen, -wochen und -jahren geben können. Zu seinen elementarsten Bedürfnissen zählt die richtige Versorgung mit Nahrung und Flüssigkeit. Damit wird der Grundstein zu seiner Gesundheit gelegt und die körperliche und geistige Entwicklung gefördert.

Anfangs ist es klar: Stillen ist die natürlichste und einfachste Art, dem Kind alles zur Verfügung zu stellen, was es an Nährstoffen, Vitaminen und Mineralstoffen braucht. Zahlreiche medizinische Untersuchungen belegen: Muttermilch bietet Schutz vor Allergien und Infektionen; Stillen kann Übergewicht in späteren Jahren vorbeugen. Gleichzeitig ist es wichtig, dass Sie selbst auf ausgewogene Ernährung achten, damit Sie Ihrem Kind das Beste bieten können.
Mit etwa 6 Monaten beginnt das Kind Beikost zu essen. Es signalisiert seine Bereitschaft dazu durch großes Interesse an allem, was auf die elterlichen Teller kommt. Jetzt gilt es, das Kind nicht zu überfordern und trotzdem die Nährstoffe bereitzustellen, die vermehrt benötigt werden.
Schrittweise werden die Milchmahlzeiten ergänzt und dann Monat für Monat von einer Beikostmahlzeit abgelöst. Dadurch wird das Kind langsam mit einzelnen Lebensmitteln vertraut gemacht und es lernt, später selbständig Hunger und Durst zu stillen.

Bei Sorgen und Problemen mit Ihrem Kind steht Ihnen als erster Ansprechpartner Ihr Kinderarzt zur Verfügung. Wenden Sie sich, wenn es um das Stillen geht, an Hebammen, Stillberaterinnen und Mütter- und Väterberaterinnen. Bei Fragen zur Ernährung helfen Ihnen neben dem Kinderarzt auch Ernährungswissenschaftlerinnen oder Diaetologinnen (Diätassistentinnen) weiter. Diese erreichen Sie entweder über Ihre Krankenkasse oder direkt (☞Adressverzeichnis).

In Österreich bietet Ihnen der Verein „Informationskreis Kind und Ernährung" zusätzlich eine Eltern-Hotline für Ernährungsfragen an (☞Adressverzeichnis). Sollte er nicht erreichbar oder medizinische Betreuung nötig sein, können Sie sich gerne an uns - die Kinderklinik Glanzing im Wilhelminenspital in Wien - wenden.
Die Kinderklinik Glanzing im Wilhelminenspital betreut Säuglinge und

Kinder während der gesamten Kindheit. Unsere Neugeborenenintensivstation versorgt kleine Frühgeborene und kranke Neugeborene bzw. Säuglinge. Säuglingen, die nicht (mehr) auf die Intensivbetreuung und -überwachung angewiesen sind, steht unsere „Intermediate Care Station" (IMC, Säuglingsstation) zur Verfügung. Die Behandlung der kleinen Patienten und Patientinnen umfasst die liebevolle medizinische und pflegerische Betreuung, die Still- und Ernährungsberatung und - soweit möglich - die Mitaufnahme der Mütter.

Für größere Kinder (und deren Eltern) führen wir eine „kinderinterne Abteilung", die großen Wert auf die ganzheitliche medizinische und pflegerische Betreuung legt und die Mitaufnahme eines Elternteiles fördert. Rat und Hilfe bei Erkrankungen, die das Verhalten Ihres Kindes betreffen (z.B. bei Essstörungen), bieten Ihnen drei psychosomatische Stationen für Säuglinge, Kinder und Jugendliche, die auch Sie als Eltern im Alltag unterstützen.
Besonderen Wert legen wir in der Kinderklinik Glanzing im Wilhelminenspital auf die Nachbetreuung unserer kleinen Patienten und Patientinnen sowie auf ambulante Hilfe für Kinder mit akuten bzw. besonderen Problemen.

Ich wünsche Ihrem Kind das Allerbeste auf seinem Lebensweg und Ihnen viel Freude an der Entwicklung Ihres Kindes bzw. Enkelkindes!

Prim. Univ.-Prof. Dr. Andreas Lischka

Abteilung für Kinder- und Jugendheilkunde

Kinderklinik Glanzing im Wilhelminenspital

Montleartstraße 37, A-1171 Wien 16

Tel.: (+43 1) 491 50-2908

E-Mail: andreas.lischka@gla.wil.magwien.gv.at

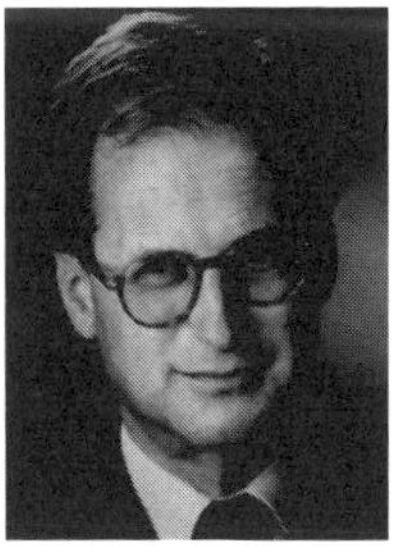

Willkommen!

Herzlich willkommen, Kleines! Wir wünschen Ihrem Kind alles Gute für seinen Lebensweg. Der Anfang ist gemacht, alle Wege stehen offen! Auch für Sie als Mutter oder Vater beginnt ein neuer Lebensabschnitt voller glücklicher Momente, aber auch voll neuer Anforderungen.

Beim ersten Baby werden Sie mit einer Menge an Informationen, Werbeprospekten, Probepackungen und „guten Ratschlägen" überhäuft. Doch vieles ist widersprüchlich und lässt Fragen offen. Woran soll man sich also orientieren?
Die Ernährung des Kindes im 1. Lebensjahr legt den Grundstein zur späteren Gesundheit. Reagiert doch das Baby, dessen Verdauung und Abwehrkräfte noch nicht ganz entwickelt sind, so empfindlich auf Fehler. Immer wieder tauchte daher die Frage „Gibt es nichts Einfaches, das ich über die Ernährung meines Kindes lesen kann?" bei den Eltern auf.
So ist dieses Buch entstanden, das viele, häufig wiederkehrende Fragen beantwortet und einen Ernährungsleitfaden durch das 1. Lebensjahr darstellt. Die Leserinnen und Leser der vorangegangenen Auflagen haben viele praxisnahe Tipps beigesteuert. Daher sind sicherlich viele Anregungen enthalten, die Sie in die Praxis umsetzen können. Bedenken Sie beim Lesen aber bitte immer, dass Ihr Kind eine einzigartige Persönlichkeit ist. Empfehlungen für „Durchschnittskinder" können immer nur als Richtschnur dienen. Vertrauen Sie deshalb vor allem Ihrem Instinkt, und orientieren Sie Ihre Handlungen an den Bedürfnissen Ihres Kindes.

Da der Inhalt nach den Bereichen Stillen, Flaschennahrung, Beikost und Allergieprävention gegliedert ist, werden manche Themen (z.B. Schadstoffe) in mehreren Kapiteln behandelt. Das Symbol ☞ signalisiert, dass Sie im Stichwortverzeichnis Querverweise zu weiteren Informationen finden.
Der Anhang beinhaltet das Adressverzeichnis, ein Verzeichnis mit weiterführender Literatur und ein deutschsprachiges Wörterbuch, das Leserinnen und Lesern aus Deutschland, der Schweiz und Südtirol weiterhilft, wenn Ausdrücke nicht verständlich sind.

Viel Freude beim Lesen und Umsetzen des neu erworbenen Wissens!

Kleiner Mensch - noch nicht ganz fertig

So winzig sehen sie aus diese neuen Menschen, die - oh Wunder - aus dem Bauch kommen. Man kann nur staunen, dass alles an seinem Platz ist, und dankbar sein. Noch ist das Kind alleine nicht lebensfähig, Nieren und Darm müssen sich erst fertig entwickeln. Auf die Besonderheiten im Stoffwechsel des neuen Erdenbürgers muss beim Ernährungsangebot Rücksicht genommen werden.

Ihr Kind lernt in den ersten Tagen und Wochen ungeheuer viel. Mit dem ersten Atemzug wurde die neue Lunge getestet, mit dem ersten Schluck Muttermilch das neue Verdauungssystem ausprobiert. Im Bauch war es so leicht, alles direkt und vorverarbeitet von der Mama zu bekommen. Deshalb sind die Saugmuskeln noch nicht ausreichend trainiert. Das Trinken ist anstrengend und ermüdend. Aber Üben hilft! Und geübt wird mit maximaler Kraft. Diese Anstrengung und das Wachsen verbrauchen sehr viel Energie. Im Verhältnis zum Körpergewicht wird davon doppelt so viel benötigt wie im Erwachsenenalter.

Auch der Bedarf an Flüssigkeit ist verhältnismäßig hoch. Besonders in den ersten Monaten brauchen die kindlichen Nieren viel Flüssigkeit zum Ausscheiden der Stoffwechselprodukte. Erst danach werden sie belastbarer. Außerdem wird über die Haut viel Wasser (als Schweiß) verdunstet - auch wenn Sie es nicht wahrnehmen. Ihr Kind regelt auf diese Weise seine Körpertemperatur. Haben Säuglinge z.B. im Winter kalte, aber feuchte Hände, sind sie meist zu warm angezogen und versuchen, den Körper durch Schwitzen abzukühlen.

Mag Muttermilch auch etwas „dünnflüssig" erscheinen, sie entspricht genau den Bedürfnissen Ihres Kindes. Muttermilch nährt das Kind hauptsächlich durch Fett und ☞Laktose (Milchzucker). Diese beiden Energieträger sind ideal. Babys können Milchzucker in einem viel höheren Maß verwerten als Erwachsene und zur besseren Verdauung des Muttermilchfettes wird gleich das passende Verdauungsenzym mitgeliefert.
Hingegen kann Stärke (z.B. aus Getreideprodukten und Kartoffeln) in den ersten 4 Monaten kaum verdaut und aufgenommen werden. Säuglingsmilchnahrungen für ältere Kinder oder zu frühe Beikostgabe

würden daher den kindlichen Organismus belasten. Nicht jede Nahrung ist also geeignet!
Im 1. Halbjahr sind Babys sehr anfällig für Durchfall, weil die Abwehrkraft des Verdauungssystems erst aufgebaut werden muss. Allmählich besiedeln dann Darmbakterien den Darm und verhindern, dass Krankheitserreger Fuß fassen können. Stillen unterstützt diesen Vorgang. Wenn nicht gestillt wird, dann muss bei der Zubereitung von Säuglingsnahrung besonders auf Hygiene geachtet werden.

Was beim Säugling anders ist:

- hoher Energiebedarf
- hoher Flüssigkeitsbedarf
- Nieren in den ersten Monaten noch nicht so belastbar
- sehr gute Verwertung von Milchzucker
- sehr gute Verwertung von Muttermilchfett dank mitgeliefertem Verdauungsenzym
- Stärke in den ersten Monaten kaum verwertbar
- unausgereifte Abwehrkraft des Verdauungssystems

Stillen - der beste Beginn!

Stillen war lange Zeit nicht sehr populär. Man glaubte, mit der industriellen Säuglingsnahrung einen phänomenalen Ersatz für Muttermilch gefunden zu haben. Noch immer gibt es - zum Glück nur mehr sehr selten - die Ansicht, ein Kind könne von Muttermilch alleine nicht satt werden. Solche Aussprüche entpuppen sich häufig als „Stillhürde".
Wenn wir unsere Mütter fragen, ob wir gestillt wurden, werden die meisten von uns hören, dass wir nicht gestillt werden konnten. Aber nur etwa 2 % aller Frauen können aus medizinischen Gründen nicht stillen. Mit der Unterstützung Ihrer Hebamme oder einer Stillberaterin können viele ☞Stillprobleme vermieden, gemildert oder beseitigt werden. Manchmal kann ☞Abpumpen der Muttermilch als Übergangslösung dienen.
Informieren Sie sich schon während der Schwangerschaft über das Stillen, um die für Sie und Ihr Kind richtige Entscheidung treffen zu können. Denn die Entscheidung liegt ganz alleine bei Ihnen! Schmerzen beim Stillen, eine Schwangerschaftspsychose oder der Druck Ihrer Lebensbedingungen könnten es notwendig erscheinen lassen, schon vorzeitig abzustillen. Nur Sie selbst können Ihre eigenen Gefühle und Ihre speziellen Lebensumstände gegen die unzähligen Vorteile des Stillens abwägen! Jede zusätzliche Woche, die Sie Ihr Baby stillen, ist ein Gewinn für Ihr Kind. Wenn möglich, sollten Sie sich für langfristiges Stillen entscheiden, denn Stillen ist aus vielen Gründen die beste Möglichkeit, Ihr Baby zu ernähren!

Für Ihr Baby sind Ihre Nähe, Ihr Geruch, das Spüren Ihres Herzschlages und der Hautkontakt besonders wichtig. Beim Stillen werden diese Bedürfnisse gleichzeitig mit der Nahrungsaufnahme erfüllt. Durch das Saugen an der Brust wird unter anderem die Kieferform des Kindes geprägt und die Sprachentwicklung verbessert. Gestillte Kinder erkranken seltener an Infektionen des Magen-Darm-Traktes, der Luftwege und des Mittelohres, der Harnwege und der Hirnhäute. Studien weisen darauf hin, dass Stillen die Intelligenz des Kindes positiv beeinflusst und dass gestillte Kinder weniger häufig an SIDS (dem plötzlichen Kindstod) sterben. Gestillte Kinder haben ein geringeres Risiko in den ersten Lebensjahren Allergien oder im Erwachsenenalter starkes Übergewicht zu bekommen. Diese Vorteile sind natürlich keine Garantie dafür, dass Ihr gestilltes Kind überhaupt nicht krank wird. Jedoch zeigen sie, dass Stillen einfach das Beste für Ihr Kind ist.

Auch Sie, als Mutter, profitieren durch das Stillen. Ihr Körper regeneriert sich rascher, und die in der Schwangerschaft als Fettpolster gespeicherte Energie nährt das Kind. Alle Vorteile des Stillens aufzulisten würde den Rahmen dieses Buches bei Weitem sprengen (☞Weiterführende Literatur), aber sie sprechen für sich.

Die Weltgesundheitsorganisation (WHO) rät, zumindest 6 Monate voll zu stillen, die Muttermilch anschließend bis zum Ende des 1. Lebensjahres mit Beikost zu ergänzen und bis zum 2. Geburtstag sowie darüber hinaus zu stillen, sofern Mutter und Kind es wollen. Dies ist optimal für Ihr Kind und bringt viele Vorteile. Erscheint dieser Zeitraum für Sie aus momentaner Sicht zu lang, so versuchen Sie, zumindest die ersten 4-6 Monate voll und anschließend 4-6 Monate mit Beikost ergänzt zu stillen. Denn in den ersten Monaten ist der Darm des Kindes noch unausgereift, und Ihr Kind profitiert von jeder zusätzlichen Stillwoche. Im Farbteil finden Sie eine Übersicht über die Abfolge von Still- und Beikostmahlzeiten (☞Mahlzeitenfahrplan).

Muttermilch ist maßgeschneidert für Ihr Kind!

Mit der Geburt „entlässt" die Mutter ihr Kind, doch ihr eigener Körper sorgt weiterhin optimal für das neue Leben. In den ersten sechs Monaten stellt Muttermilch alle lebensnotwendigen Nährstoffe für den Stoffwechsel und das Wachstum des Säuglings zur Verfügung. Sie wird individuell nach dem Bedarf Ihres Kindes gebildet und bietet Ihnen daher die größte Sicherheit, dass Ihr Kind zum jeweiligen Zeitpunkt genau das bekommt, was es braucht. Niemals kann sich Ihr Kind daran überessen.
Wenn Wachstumsschübe (ca. 2.-3. Woche, 6.-8. Woche, 12.-14. Woche) mehr Energie fordern, Ihr Kind hungriger erscheint und öfter gestillt werden möchte, passen sich der Energiegehalt und die Menge an Muttermilch innerhalb kurzer Zeit der erhöhten Nachfrage an.
Muttermilch ist also kein gleichbleibendes „Produkt", sondern ändert die Zusammensetzung laufend, ja sogar innerhalb einer Mahlzeit. Am Beginn der Stillmahlzeit löscht das Kind seinen Durst, und die Muttermilch ist dünnflüssiger. Danach stillt die fettreichere Hintermilch den Hunger des Kindes. Selbst bei großer Hitze ist daher in den ersten 6 Monaten und darüber hinaus die zusätzliche Gabe von Flüssigkeit (☞Tee, ☞Saft) nicht nötig, wenn gestillt wird und die Mutter selbst ausreichend trinkt. Einzige Ausnahme bilden spezielle Kräutertees, die vom Arzt aus medizinischen Gründen verordnet werden.

Vorbereitung und Stillbeginn

Ihre Brust und die Brustwarzen bereiten sich selber auf das Stillen vor. Im Warzenhofbereich sondern kleine Drüsen (Montgomery'sche Drüsen) eine fetthaltige Flüssigkeit ab, um die Haut geschmeidig zu halten. Natürliche Reibung an den Kleidern, Waschen ohne Seife (denn diese trocknet die Haut aus), kurzes Sonnenbaden und Pflege mit einem hautfreundlichen Öl machen das Gewebe ebenfalls elastisch. Vermeiden Sie vor und während der Stillzeit parfümierte Pflegecremen und Duschgels, denn manche darin enthaltenen Duftstoffe (speziell Moschusverbindungen) gelangen unerwünschterweise durch die Haut in die Muttermilch.
Schon während der Schwangerschaft und in den ersten Tagen nach der Geburt wird in der Brust der Mutter die sogenannte Vormilch (das Kolostrum) gebildet. Die gelbliche Vormilch ist reich an Mineralstoffen und Vitaminen. Sie enthält viel Eiweiß - vor allem viele Abwehrstoffe gegen Krankheiten. Deshalb wird sie auch die „1. Schutzimpfung des Säuglings" genannt. Aufgrund ihrer speziellen Zusammensetzung ist die Vormilch für jedes Kind von besonderer Wichtigkeit. Daher sollten auch Frauen, die sich gegen das Stillen entschieden haben, ihrem Kind zumindest die Vormilch gönnen (☞Abpumpen).

Muttermilch unterstützt das Kind bei der Abwehr von Krankheiten. Wenn die hygienischen Bedingungen der Umwelt zu wünschen übrig lassen (z.B. im Urlaub) oder das Kind krank ist, soll möglichst gestillt werden. Derart sensible Phasen sind zum ☞Abstillen ungeeignet!

Der Aufenthalt in der Geburtsklinik ist meist zu kurz, um die Mütter ausreichend über das Stillen zu informieren. Zu Hause treten dann oft ☞Stillprobleme auf, die - zum Nachteil des Kindes - zu vorzeitigem Abstillen führen können. Informieren Sie sich daher rechtzeitig! Besuchen Sie beispielsweise schon während der Schwangerschaft eine von einer Hebamme oder Stillberaterin geleitete Stillgruppe. Wenden Sie sich auch bei schwierigen Startbedingungen (Kaiserschnitt, ☞Frühgeburt) an eine Hebamme oder Stillberaterin.

Das Neugeborene wird möglichst in der ersten halben Stunde nach der Geburt (spätestens nach 2 Stunden) angelegt, da in dieser Zeit der Saugreflex am größten ist und so die Muttermilchproduktion und das Einschießen der Muttermilch angeregt werden. Die Milch kann

manchmal erst 5 Tage oder - bei Kaiserschnitt - noch später nach der Geburt einschießen. Ein geringer Gewichtsverlust des Kindes ist daher normal. Sinkt das Gewicht 7 % unter das Geburtsgewicht, dann soll von einer Hebamme oder Stillberaterin der Stillvorgang überprüft werden. Verliert ein Kind über 10 % des Geburtsgewichtes wird der Arzt die Zufütterung mit Säuglingsmilchnahrung veranlassen.
Vereinzelt wird auch heute noch vom Krankenhauspersonal vorzeitig zugefüttert, ohne dass es medizinisch notwendig wäre. Unnötiges ☞Zufüttern nach der Geburt wirkt nicht nur dem Stillen entgegen, es kann auch Allergien Vorschub leisten. Speziell bei erhöhtem ☞Allergierisiko des Kindes sollten Sie sich erkundigen, ob und was zugefüttert wird! „Rooming-in", wenn Mutter und Kind nach der Geburt „Tag und Nacht in einem Zimmer wohnen", ist ein wünschenswerter, stillfördernder Faktor. Viele Geburtskliniken haben „Rooming-in" bereits verwirklicht.

In den ersten Lebenstagen sollten Sie Ihr Kind häufig anlegen, damit die Muttermilchbildung weiter angeregt wird. Meistens wird ca. 8- bis 12-mal pro Tag gestillt (☞Stillhäufigkeit). Ihr Kind darf immer trinken, so viel es will. Im Durchschnitt dauert eine Stillmahlzeit in den ersten Wochen zwischen 15 und 30 Minuten, sie kann aber auch bedeutend länger sein. Der Säugling ist danach für etwa 1-4 Stunden gesättigt. Der Abstand zwischen den Mahlzeiten pendelt sich später meist zwischen 2 und 4 Stunden ein. Auch hier gibt es aber große Variationsbreiten. Manche Kinder wollen abends mehrere kleine Mahlzeiten hintereinander und schlafen danach länger. Dieses spezielle Muster wird „Clusterfeeding" genannt. Fixe „Zeitpläne" für Stillmahlzeiten sind nicht zielführend; jedes Kind hat seinen eigenen Rhythmus.

Achten Sie beim Anlegen (☞Farbteil) darauf, dass das Kind die gesamte Brustwarze und einen Großteil des Warzenvorhofes im Mund hat und die Lippen ausgestülpt sind. Holen Sie das Kind in der richtigen Position (Liege-, Wiege- oder Rückenhaltung) zu sich heran, statt sich zum Kind zu wenden. Lassen Sie sich das richtige Anlegen ausreichend zeigen. Gutes Anlegen ist ein effektiver Schutz vor vielen Stillproblemen.
Nehmen Sie das Kind nach dem Stillen sanft von der Brust, indem Sie Ihren kleinen Finger in seinen Mundwinkel legen. So kann der

Unterdruck, der durch das Saugen entsteht, aufgehoben werden, und Ihre Brustwarze wird geschont.

Lassen Sie möglichst an einer Brust zu Ende trinken, damit der Säugling nach dem ersten Durstlöschen (nach ca. 10-15 Minuten) an die fettreichere Hintermilch gelangen und seinen Hunger stillen kann. Wird an beiden Brüsten immer nur kurz angelegt, kann das Kind kaum satt werden!

Nach der ersten Brust kann nochmals zum Durstlöschen und zur Sättigung an der zweiten Seite angelegt werden. Bei der nächsten Mahlzeit gilt es, mit dieser volleren Seite zu beginnen. Falls Sie Schwierigkeiten haben, sich die „aktuelle" Seite zu merken oder zu erfühlen, empfiehlt es sich, den jeweiligen Träger des Büstenhalters zu kennzeichnen. Während des Stillens sollten Sie es ruhig und gemütlich haben. Sie und Ihr Kind sollten durch (Still)kissen bequem in Stillposition gestützt werden. Eine Stoffwindel sollte in greifbarer Nähe liegen. Versorgen Sie sich selber mit einem Getränk während der Stillzeit. Schalten Sie Ihr Handy aus, um ungestört zu sein! Auch allzu gut gemeinte Besuche von Freunden und Verwandten während der ersten Stillphasen können hinderlich sein. Die Stillmahlzeit ist eine Zeit, die Ihnen und Ihrem Kind alleine gehört. Genießen Sie diese wunderbaren Momente der innigen Verbindung mit Ihrem Kind!

Stillfördernd wirkt:

- sich rechtzeitig über das Stillen zu informieren
- Ruhe vor und nach der Geburt
- Anlegen in der 1. Stunde nach der Geburt
- unnötiges Zufüttern zu vermeiden
- „Rooming-in"
  (Mutter und Kind wohnen in einem Zimmer)
- häufiges Anlegen
- viel Hautkontakt von Mutter und Kind
- auf den eigenen Körper und seine Instinkte zu achten
- ausreichend zu trinken
- ausreichend ☞Vitamin B und Calcium (Milchprodukte)

Übergangsmilch und reife Frauenmilch

Innerhalb der ersten 3 Wochen ändert sich die Zusammensetzung der Muttermilch grundlegend. Man spricht von der Übergangsmilch, der sogenannten „transitorischen" Milch. Erst nach der 3. Stillwoche werden durchschnittlich ca. 600-800 ml Muttermilch pro Tag gebildet, und es zeigt sich die typische Zusammensetzung reifer Frauenmilch.

Muttermilch - ein „unnachahmlicher Cocktail"

Muttermilch ist in ihrer Zusammensetzung ein „Wunder der Natur". Sie enthält als energieliefferndes Kohlenhydrat fast ausschließlich Milchzucker, den das Baby hervorragend verdauen kann. Darüber hinaus sind in geringen Mengen Mehrfachzucker (Oligosaccharide) enthalten, die die Entwicklung der Verdauung fördern und das Immunsystem unterstützen.
Im Vergleich zu anderen Milchsorten ist in der reifen Muttermilch nur wenig Eiweiß enthalten. Zu viel davon wäre für Ihren Säugling auch ungünstig, weil seine Nieren dadurch überlastet wären. Frauenmilcheiweiß ist zudem einzigartig zusammengesetzt und mit keiner anderen Milchsorte vergleichbar (☞siehe Tabelle Seite 44). Es besteht zu ca. 60-80 % aus Molkeneiweiß, der Rest ist Casein.
Der Fettanteil der Muttermilch versorgt das Kind mit etwa 50 % der notwendigen Energie. Das Fett der Muttermilch ist speziell zusammengesetzt und weist einen hohen Gehalt an ungesättigten Fettsäuren auf - vorausgesetzt, die Mutter bevorzugt pflanzliches Fett (☞Öl und ☞Nüsse) und isst 1- bis 2-mal pro Woche ☞Fisch. Diese Fettsäuren braucht der kindliche Körper während des Wachstums, vor allem um Zellwände und Hormone aufzubauen. Zusätzlich liefert Muttermilch - anders als gefertigte Ersatznahrung - eine Substanz (Lipase) mit, die dem Säugling hilft, Fett zu verdauen. Muttermilch bietet also fettreiche Nahrung und Fett-Verdauungshilfe im Doppelpack!
Mineralstoffe (Calcium, Eisen etc.) werden aus der Muttermilch besonders leicht aufgenommen. Deshalb reichen kleine Mengen und der Stoffwechsel des Säuglings wird geschont. Mit der Muttermilch erhält das Kind Abwehrstoffe, die sein Immunsystem ganz individuell unterstützen, noch ehe der Säugling eigene Abwehrstoffe gebildet hat. Die große Menge an Milchzucker in der Muttermilch bietet einen weiteren Schutzfaktor. Sie wird vom Kind nicht zur Gänze aufgenommen, ein Teil gelangt in den unteren Darmabschnitt und

füttert dort die kleinen „guten" Darmbakterien (unter anderem die Bifidusbakterien). Diese schützen den zarten Darm Ihres Kindes vor den „bösen" Gegenspielern, den Krankheitserregern.
Muttermilch enthält außerdem eine Reihe von Substanzen, die für das Wachstum förderlich sind, z.B. das für das Nervensystem und den Wachstumsprozess wichtige Taurin oder das im Energiestoffwechsel bedeutende Carnitin. Beide können vom Säugling noch nicht ausreichend selber aufgebaut werden. Auch Laktoferrin, das die Aufnahme von Eisen aus der Muttermilch verbessert, gehört dazu.

Muttermilch ist ...

... für den Darm des Babys am besten verdaulich
... maßgeschneidert für Ihr Kind
... der beste Schutz vor Allergien und Infektionen
... immer frisch und körperwarm temperiert
... ohne Aufwand immer dabei
... kostengünstig (erspart ca. 50-80 € pro Monat)
... hygienisch und umweltschonend verpackt
... die beste Nahrung, um Ihr Kind liebevoll zu versorgen!

Pluspunkte für die stillende Mutter

Gerade in der Stillzeit zählt eine gesunde Lebensweise als doppelter Pluspunkt. Richtiges Verhalten hat positive Auswirkungen auf Sie und Ihr Kind! Dazu zählt auch die ausgewogene Ernährung, welche wir im Buch „Essen und Trinken – Kinderwunsch, Schwangerschaft und Stillzeit" (☞Weiterführende Literatur) näher beschreiben.

Sie sammeln Pluspunkte, wenn Sie ...

... einseitige Kostformen meiden
... sich ausgewogen in den richtigen Mengen ernähren
... viel Obst, Gemüse, Milch- und Vollkornprodukte essen
... ca. 2 Liter täglich trinken
... scharfe Gewürze und blähende Speisen einschränken
... Alkohol, Kaffee und Schwarztee meiden bzw. eingrenzen
... Zigaretten meiden bzw. zuerst stillen
... sich nicht in verrauchten Zimmern aufhalten
... Medikamente nur nach Verordnung nehmen

Von A wie Abpumpen bis Z wie Zwiemilch

Abpumpen

Abpumpen ermöglicht, dass das Kind Muttermilch bekommt, selbst wenn es zum Trinken an der Brust zu schwach ist. Dies ist häufig bei ☞Frühgeborenen der Fall. Muttermilch hält sich gekühlt bei 4 °C bis zu 72 Stunden frisch und kann sogar portioniert eingefroren werden (z.B. als Vorrat für einen Arztbesuch der Mutter). Nähere Informationen: www.informationskreis.org
Wenn die Mutter - infolge der Einnahme von bestimmten Medikamenten oder von medizinischen Untersuchungen mit Isotopen - zwischenzeitlich nicht stillen darf, erhält Abpumpen die Stillfähigkeit. Die abgepumpte Muttermilch muss dann auf Anweisung des Arztes weggeschüttet werden, aber es kann (z.B. nach der Erkrankung) weitergestillt werden, sofern das Kind nicht ☞trinkfaul geworden ist.
Muttermilch kann auch kurzfristig „auf Vorrat" abgepumpt werden, dies ermöglicht volles Weiterstillen, wenn Ihnen einmal die „Decke auf den Kopf fallen" sollte und Sie für einen Nachmittag oder Abend ausgehen wollen.

In abgepumpter Muttermilch können sich (Krankheits)keime sehr schnell vermehren. Waschen Sie sich deshalb vor dem Abpumpen gründlich die Hände. Die abgepumpte Milch muss rasch in einem ausgekochten, verschließbaren Gefäß kühl gestellt oder tiefgefroren werden.

Lassen Sie sich am besten über Abpumphilfen von StillberaterInnen und Mütter- und Väterberaterinnen informieren, falls Sie abpumpen müssen (☞Adressverzeichnis)! Wenn Sie zu wenig abpumpen, geht die Milchmenge zurück - das kommt dem ☞Abstillen gleich. Pumpen Sie hingegen zu viel Milch ab, kann die Milchmenge stark steigen, denn die Brust produziert Muttermilch nach Bedarf. Bei „Überproduktion" kann es zum ☞Milchstau kommen.

Abstillen

Mit Abstillen bezeichnet man das (schrittweise) Beenden des Stillens. Normalerweise wird dann abgestillt, wenn Mutter oder Kind es wünschen. Auch wenn länger als ein Jahr gestillt wird, bietet

Muttermilch einen guten Schutz vor Erkrankungen und liefert wichtige Nährstoffe.
Ab Einführung der Beikost wird Monat für Monat eine Muttermilchmahlzeit durch eine Beikostmahlzeit ergänzt, bis am Ende des 1. Lebensjahres 5 Beikostmahlzeiten und (davon) mind. 2-3 milchhaltige Mahlzeiten übrig bleiben. Dadurch reduziert sich die Milchmenge von etwa 800 ml auf die Menge, die das Kind im 2. Lebensjahr benötigt. Ein langsames Abstillen bzw. Ergänzen von Muttermilchmahlzeiten durch Beikost im monatlichen Abstand kommt einerseits dem Bedürfnis Ihres Kindes nach Stabilität entgegen, andererseits kann sich das Brustgewebe leichter der neuen Situation anpassen.

Wenn Sie vorzeitig von Muttermilch auf Flaschennahrung umsteigen wollen oder müssen, kann als Übergang die ☞Zwiemilch-Ernährung eingesetzt werden. Dabei kann im gesamten 1. Lebensjahr zum Abstillbeginn ☞PRE-Nahrung verwendet werden. Wichtig ist, sich beim Abstillen in Geduld zu üben. Sie sollten maximal 1 Mahlzeit pro Woche ersetzen, damit es nicht zu einem ☞Milchstau kommt.
Während sensibler Phasen des Kindes, also während das Kind krank ist, zahnt, laufen lernt oder sauber wird, soll nicht abgestillt werden, um zusätzlichen Stress für das Kind zu vermeiden. Unterstützend beim Abstillen soll wirken, wenn Sie stillfördernde Maßnahmen (z.B. ☞Stilltee) abbrechen und in Ihrer Ernährung den Konsum an Milchprodukten kurzzeitig etwas einschränken. Kräutertee aus Salbei wird in der Volksmedizin empfohlen. Auch Pfefferminztee wird nachgesagt, die Bildung von Muttermilch zu reduzieren.

Wenn Sie Ihr Kleinkind im 2., 3. oder 4. Lebensjahr abstillen wollen, kann der 1. Schritt ein vermindertes Anbieten und das „Vertrösten" auf einen etwas späteren Zeitpunkt sein. Bieten Sie stattdessen Wasser oder stark verdünnten Saft bzw. Tee an.
Wenn das Kind versteht, dass die Muttermilch zwar zur Verfügung steht, aber nicht in jeder Situation, lernt es, das Recht der Mutter auf ihren eigenen Körper zu akzeptieren. Schaffen Sie alternative Situationen der Nähe, bevor Sie das Stillen streichen.
Als Beispiel für die Ideenvielfalt beim Abstillen sei hier noch die Geschichte einer Leserin angeführt. Sie hat den Schmerz laut signalisiert, als ihre Tochter die Brust mit den Zähnen verletzte, woraufhin die Kleine ein Heftpflaster holte – „denn das braucht man ja, wenn es weh tut". Schnell wurde auch die 2. Brust zugeklebt, und das Kind

akzeptierte problemlos, dass diese Nahrungsquelle ab nun nicht mehr zur Verfügung stand. Vielleicht ist dies ein Tipp für andere lang stillende Mütter, wenn Erklärungen unfruchtbar bleiben.

Allergierisiko

Die Zahl der Kinder, die an atopischen Erkrankungen (an allergischem Asthma, allergischem Heuschnupfen, allergischen Hautveränderungen bzw. Neurodermitis) leiden, nahm in den letzten 30 Jahren deutlich zu. Das Allergierisiko wird dabei von der genetischen Veranlagung und vom Umfeld, in dem die Kleinen aufwachsen, bestimmt.
Mittlerweile ist jedes 10. Kind zumindest zeitweise von einer atopischen Neurodermitis betroffen. Am häufigsten tritt diese Krankheit in den ersten 3 Lebensmonaten auf.
Die Allergiegefährdung eines Kindes ist umso größer, je mehr Familienmitglieder (Eltern bzw. Geschwister) bereits allergisch reagieren. Das bedeutet, das Kind ist einem erhöhten Risiko ausgesetzt, selber eine Allergie zu entwickeln. Ausnahme: Bei sogenannten Kontaktallergien (z.B. auf nickelhältigen Modeschmuck) gilt das Risiko nicht als erhöht.
Haben beide Eltern und ein Geschwisterchen eine Allergie, so neigen 8 von 10 Kindern dazu, allergisch zu reagieren. In diesem Fall spricht man vom „Hochallergierisiko-Kind". Durch geeignete Maßnahmen im 1. Lebensjahr (☞Kapitel Allergieprävention) lässt sich eine Allergie verhindern bzw. hinauszögern.

Aufstoßen

Das Aufstoßen des Kindes nach der Milchmahlzeit wird als „Bäuerchen" bezeichnet. Dazu wird das Kind aufrecht an die Schulter gehalten. Wenn kein Aufstoßen kommt, kann bei manchen Kindern verschluckte Luft zu Bauchdrücken und ☞Blähungen oder ☞Spucken führen.

Blähungen

In den ersten Lebensmonaten weinen manche Kinder besonders viel. Dahinter stecken häufig die sogenannten Drei-Monats-Koliken. Das Kind ist unruhig, schreit, kann nicht schlafen und zieht typischerweise die Beine an. Leider können Sie diese Beschwerden selten verhindern. Die Ursache ist meist, dass der Darm des Kindes

in dieser Zeit die Darmbakterien ansiedelt und Reifungsphasen in der Entwicklung durchläuft. Solche Umstellungsphasen, die mit Verdauungsbeschwerden einhergehen, sind vielfach der Auslöser für das ☞Abstillen. Gerade in solch kritischen Situationen der Entwicklung braucht das Kind jedoch all die Abwehrstoffe, die ihm die Muttermilch geben kann.
Luft, die bei zu hastigem Trinken verschluckt wurde, oder eine Unverträglichkeit von Milchprodukten können ebenso hinter Blähungen stecken.
Stillende Mütter sollten in ihre Ernährung Kümmel, Thymian oder Majoran einbauen. Die beruhigenden Inhaltsstoffe finden sich in der Muttermilch wieder. Lassen sich die Beschwerden nicht lindern, können dem Kind vom Arzt homöopathische Tropfen verschrieben werden.
Meist können Sie das, was Sie in der Schwangerschaft gut vertragen haben, weiterhin essen. Eine detaillierte Zusammenstellung von möglichen Auslösern für Blähungen, die jedoch nicht wissenschaftlich belegt sind, sondern auf Erfahrungswerten beruhen, finden Sie im Buch „Essen und Trinken - Kinderwunsch, Schwangerschaft und Stillzeit" (☞Weiterführende Literatur). Näheres auch in den Merkblättern „Blähungen" und „Schreibabys" des Vereines „Informationskreis Kind und Ernährung" (☞Adressverzeichnis).

Brustentzündung (Mastitis)

Eine Brustentzündung wird von Keimen hervorgerufen, die über die Brustwarze in die Milchgänge gelangen. Wunde Brustwarzen, Brustwarzenrhagaden oder ☞Milchstau können die Entstehung einer Brustentzündung fördern. Sie wird meist von hohem Fieber begleitet. Hält sich die hohe Temperatur über 24 Stunden lang, ist unbedingt ein Arzt zu konsultieren. Er wird bei Mastitis eine antibiotische Therapie verordnen. Fast immer kann weitergestillt werden. Lassen Sie sich von Ihrer Hebamme oder Ihrer Stillberaterin unterstützen. Solange das Fieber anhält, ist Bettruhe oberstes Gebot.
Weiters hilft die Behandlung mit Wärme vor den Stillmahlzeiten (z.B. warme Brustduschen, Auflegen warmer Waschlappen). Nach den Stillmahlzeiten verschaffen Ihnen kühle Wickel mit Eis oder gekühltem Topfen (Quark) die ersehnte Linderung. Körperwarme Topfenwickel (30 Minuten bis 2 Stunden) sorgen auch zwischendurch für Erleichterung. Sparen Sie beim Auflegen des Topfens die Brustwarze aus!

Durchschlafen

Auf Dauer zermürbt es selbst die geduldigste Mutter, alle 2 Stunden aus dem Schlaf gerissen zu werden. Es kann eine große psychische Belastung darstellen, plötzlich rund um die Uhr „auf Abruf bereit" sein zu müssen. Vergegenwärtigen Sie sich aber, dass das Trinken für das Baby anfangs sehr anstrengend ist und dass der kleine Organismus noch nicht riesige Mengen an Nahrung auf einmal aufnehmen kann. Vielen Müttern bietet es in den ersten Wochen Erleichterung, das Kind direkt neben dem oder im eigenen Bett schlafen zu lassen. Die nächtlichen Unterbrechungen werden dadurch weniger kraftraubend.
Nach wenigen Wochen hat sich der Rhythmus des Kindes meist auf wenige nächtliche Mahlzeiten eingependelt. Nutzen Sie die Ruhezeiten Ihres Kindes auch tagsüber, um sich selbst zu erholen und zu schlafen!
Es ist individuell sehr verschieden und daher nicht vergleichbar, ab wann Kinder durchschlafen! Manche Kinder schlafen unruhig, träumen wild und brauchen nachts einfach Ihre beruhigende Nähe. Vielleicht sorgt das Umstellen des Kinderbettes an einen anderen Platz für Entspannung.
Manchmal wird das Durchschlafen nur wenige Wochen beibehalten, bevor das Kind sich erneut meldet. Viele Eltern hoffen dann, durch einen sättigenden ☞Getreide-„Milch"-Brei als Abendmahlzeit oder durch ☞Zufüttern ihre Nachtruhe wiederzugewinnen. Nicht immer ist dies von Erfolg gekrönt. Beginnen Sie nicht zu früh mit der Gabe von Getreidebrei!

Das ☞Abstillen verschlimmert die Situation nachts, denn nun braucht auch die ☞Zubereitung der Flaschennahrung ihre Zeit. Gewöhnen Sie Ihr Kind nicht an das Einschlafen mit der Flasche im Mund. Dies bringt später Probleme mit der ☞Zahnpflege. Nach dem 1. Geburtstag empfiehlt es sich daher, nachts auf eine Flasche oder Lerntasse mit Wasser zu wechseln, wenn nicht mehr gestillt wird.

Eisen

Eisen ist ein wichtiger Mineralstoff, der zur Blutbildung gebraucht wird. Daher wird während des Wachstums viel Eisen benötigt. Der Säugling hat ca. für die ersten 6 Lebensmonate bestens vorgesorgt und sich schon im Bauch der Mutter eine Eisenreserve angelegt.

Muttermilch enthält relativ wenig Eisen, es liegt jedoch in einer Form vor, die optimal verwertet werden kann. Dadurch erhalten gestillte Säuglinge genügend Eisen, sofern die Mutter selbst ausreichend mit Eisen versorgt ist. Im Beikostalter wird es jedoch knapp, weshalb die Milchnahrung (Muttermilch oder Flasche) durch eisenreiche Beikost ergänzt werden soll (☞Gemüse-Fleisch-Brei).
Eisen liegt in tierischen Lebensmitteln (Fleisch) in einer leichter aufnehmbaren Form vor als in pflanzlichen Eisenlieferanten (Spinat, Sesam, Hafer). Während ca. 25 % des Eisens aus dem Muskelfleisch aufgenommen werden, können aus Spinat nur 1,5 % aufgenommen werden. Ist jedoch in der Beikost gleichzeitig Vitamin C (☞Fruchtsaft) und eine kleine Menge Fleisch enthalten, so erhöht sich die aufnehmbare Eisenmenge auch aus der pflanzlichen Nahrung.
Manche Eltern wollen ihr Kind ☞fleischlos ernähren. Eine ausreichende Eisenversorgung zu gewährleisten ist jedoch nur möglich, wenn die Mahlzeiten optimal kombiniert oder ☞„mit Eisen angereichert" sind.

Frühgeborene

Frühgeborene Kinder sind besonders empfindlich und benötigen daher Muttermilch zum Schutz vor Erkrankungen (☞Vorbereitung und Stillbeginn). Deshalb sollen „Frühchen" möglichst bald (abgepumpte) Muttermilch erhalten, bis sie stark genug sind, selbst die „Saugarbeit" zu leisten, und gestillt werden können. Wichtig ist jedenfalls, dass „Frühchen" als „1. Schutzimpfung" die Vormilch ihrer Mutter erhalten. Vor dem Milcheinschuss sind manche „Frühchen" auf die Frauenmilch aus der Frauenmilchsammelstelle angewiesen. Steht keine Frauenmilch zur Verfügung, muss spezielle Frühgeborenennahrung gegeben werden.

Erhöhtes Allergierisiko ist hier unbedingt zu berücksichtigen!

Bei sehr früh geborenen Kindern genügt Muttermilch alleine nicht. Noch kann das Baby nicht ausreichend verdauen, und es benötigt obendrein überdurchschnittlich hohe Mengen an Energie für das Wachstum und an Mineralstoffen für den Knochenaufbau. Deshalb wird die Muttermilch mit sogenannten Verstärkern („Fortifiern") ergänzt. Eine Alternative (bzw. Ergänzung) ist das Füttern von abgepumpter, fettreicher Hintermilch, die erste Milch wird hingegen tiefgefroren. Leider weiß man noch viel zu wenig darüber, was

Frühgeborene unter 1000 g Geburtsgewicht überhaupt aus dem Darm aufnehmen. Studien sind verständlicherweise schwer durchzuführen und dürfen das Frühgeborene nicht zusätzlich belasten.

Beachten Sie bei „Frühchen", dass Beikost erst angeboten werden soll, wenn das Kind zumindest 5 kg wiegt und sich entsprechend entwickelt hat. Die Beginnzeiten setzen also später ein als beim reif geborenen Säugling. Führen Sie bei Ihrem Kind die Beikost in Stufen ein (☞Beikostplan)!

Gewicht und Größe

Faktoren wie Geburtsgewicht, Aktivität und familiäre Veranlagungen des Kindes beeinflussen das Wachstum im 1. Lebensjahr. Gestillte Kinder haben in den ersten Monaten eine überdurchschnittlich hohe Gewichtszunahme, ohne dass die Gefahr einer Überernährung besteht. Zwischen 3. und 12. Lebensmonat nehmen sie dafür langsamer zu und wiegen mit einem Jahr etwa 500 g weniger als nicht gestillte Kinder. Das Längenwachstum kann ebenfalls mit der Ernährung zusammenhängen. Experten der WHO haben mittlerweile neue Wachstumskurven erarbeitet, die diese Erkenntnisse berücksichtigen. Abweichungen von den Durchschnittswerten können ganz normal sein, wenn das Kind sonst wohlauf ist. Die Gewichtskontrolle beim Kinderarzt reicht in der Regel aus, um abzuklären, ob Größe und Gewicht altersentsprechend sind.

Wenn Säuglinge sichtlich Gewicht verlieren oder längere Zeit kein Gewicht zunehmen (z.B. infolge von ☞Durchfall), ist unbedingt rasch der Kinderarzt aufzusuchen. Denn ein auffällig schneller Gewichtsverlust kann bei Säuglingen sogar lebensbedrohlich sein.

Jod

Der Bedarf an Jod ist während der Schwangerschaft und Stillzeit erhöht. Jod ist Bestandteil der Schilddrüsenhormone, ein Mangel führt zur Schilddrüsenvergrößerung, dem sogenannten Kropf. Während die Schweiz und Österreich dank eines konsequenten Jodsalzprogrammes besser mit Jod versorgt sind, ist Deutschland ein Jodmangelgebiet, in dem Schwangere und Stillende Jodtabletten (200 µg proTag) nehmen sollen, da das Baby sonst ungenügend Jod erhält.

Milcheinschuss

Der Beginn der Milchbildung nach der Geburt ist mit dem initialen Milcheinschuss nach ca. 2-10 Tagen verbunden. Das Brustdrüsengewebe schwillt an und die Venen unter der Haut werden deutlich sichtbar. Das auftretende Spannungs- oder Druckgefühl kann schmerzhaft sein. Anfangs kann das Kind Schwierigkeiten haben, Brustwarze und Warzenvorhof zu erfassen, weil die Brustwarze durch die Spannung und Schwellung flach ausgezogen ist. Lassen Sie sich bei starkem Milcheinschuss von einer Hebamme oder Stillberaterin helfen.

Milchmenge

Ab der 3. Stillwoche werden im Schnitt 600-800 ml Muttermilch pro Tag gebildet. Häufiges Anlegen erhöht die Muttermilchbildung: Legen Sie das Kind anfangs immer an beiden Brüsten an, damit die Milchbildung angeregt wird. Lassen Sie später eine Brust fertig trinken (zumindest 10 Minuten), bevor der Säugling an der 2. Seite angelegt wird!
Viele Frauen befürchten, dass das Kind von der dünnflüssigen Muttermilch alleine nicht satt würde oder dass sie zu wenig Milch hätten. Obwohl weltweit Milliarden an voll gestillten Kindern „groß und stark" werden, ist die Ansicht, schon bald zufüttern zu müssen, weit verbreitet. Doch Muttermilch ist „maßgeschneidert" und reicht in den ersten 6 Lebensmonaten meist aus, damit Hunger und Durst Ihres Kindes gestillt werden. Ist die Windel 6- bis 8-mal pro Tag nass, wächst das Kind und sieht gesund aus, ist es sicherlich gut versorgt, selbst wenn es scheinbar alle Muttermilch wieder ausspuckt (☞Speikind). Sind Sie trotzdem unsicher, fragen Sie Ihren Arzt, Ihre Hebamme oder Stillberaterin um Rat!

Während manche Mütter sich über zu wenig Milch sorgen, kann die Freude über reichlich Milch genauso getrübt sein. Zu viel Milch sollte keinesfalls abgepumpt werden, da dies die Milchproduktion nur noch weiter anregt. Legen Sie pro Stillmahlzeit nur an einer Seite an und streifen Sie die Milch, welche Sie später tieffrieren können, auf der anderen Seite sanft aus, bis das Spannungsgefühl nachlässt. Legen Sie davor einen feuchtwarmen Waschlappen auf, um die Milch zum Fließen zu bringen. Auch das Trinken von Salbeitee und kalte Umschläge reduzieren die Milchbildung.
Noch ein Hinweis: Frauenmilchsammelstellen sind dankbar für überschüssige (tiefgefrorene) Frauenmilch.

Milchstau

Ein Milchstau kann während der gesamten Stillzeit auftreten und sowohl durch mangelnde Entleerung der Brust als auch durch einen Verschluss von Milchgängen oder durch stark einengende Kleidung verursacht werden.
Oftmals ist Stress bzw. unregelmäßiges Anlegen ein Auslöser dafür. Manchmal führen auch Phasen des Abstillens zu einer übervollen Brust. Warmes Duschen, sanftes Ausstreifen der Milch und Anlegen in verschiedenen Positionen führen zu einer Linderung der angespannten Brust.

Mutter-Kind-Pass/Kinder-Untersuchungsheft/ Gesundheitsbüchlein

In diesem Dokument werden alle Vorsorgeuntersuchungen Ihres Kindes notiert. Nehmen Sie bitte alle Vorsorgetermine wahr, Sie ermöglichen dadurch die Früherkennung von Krankheiten, die die geistige und körperliche Entwicklung Ihres Kindes gefährden könnten.

„Muttermilchunverträglichkeit"

Eine Muttermilchunverträglichkeit an sich gibt es nicht, jedoch können - erblich bedingt oder infolge einer Allergie - vereinzelt Inhaltsstoffe der Muttermilch nicht vertragen werden.
Hat Ihr Kind z.B. eine Laktoseintoleranz (Milchzuckerunverträglichkeit) oder Galaktosämie, kann nicht gestillt werden. Es müssen ☞Spezialnahrungen verwendet werden, die keinen Milchzucker enthalten.

Wird bei einem Kind mit erhöhtem ☞Allergierisiko in den ersten Lebenstagen im Krankenhaus Säuglingsmilchnahrung zugefüttert, kann das Kind auch hinsichtlich einer ☞Kuhmilchallergie vorgeprägt werden. Es kann sein, dass dann sogar die Spuren an Kuhmilcheiweiß, die aus der Nahrung der Mutter über deren Blutkreislauf in die Muttermilch gelangen, Hautveränderungen oder massive Verdauungsprobleme, z.B. ☞Blähungen, hervorrufen. Man vermutet, dass die Spuren an Lebensmitteleiweiß normalerweise dazu dienen, dass das Kind eine Toleranz gegenüber den Nahrungsmitteln, die auf dem Speisezettel der Eltern stehen, entwickeln kann.
Kuhmilchprodukte in der Ernährung der Stillenden können durch

Schaf- oder Ziegenmilch oder andere calciumreiche Lebensmittel bzw. Supplemente ersetzt werden. Gehen die Beschwerden ungefähr innerhalb einer Woche zurück, hat man wahrscheinlich den Auslöser gefunden. Steckt hinter massiven Allergiesymptomen beim ausschließlich gestillten Kind keine Kuhmilchallergie, können in vereinzelten Fällen auch andere Eiweißbausteine der Nahrung (z.B. aus Hühnerei) die Ursache sein.

Schadstoffe

Meldungen über Rückstände von Fremdstoffen in der Muttermilch tragen regelmäßig zur Verunsicherung von Müttern bei. Dabei handelt es sich um die verschiedensten Stoffgruppen:

- Arzneimittel
- Genuss- und Suchtmittel (Nikotin, Alkohol, Koffein)
- Schimmelpilzgifte
- Organochlorverbindungen (div. Pestizide)
- Flammschutzmittel (Beigabe zu Kunststoffen)
- Synthetische Moschusduftstoffe (Kosmetika, Körperpflegemittel, Waschmittel, Weichspüler)

Die Anwendung von Arzneimitteln während des Stillens wird der Arzt nur nach Abwägung aller medizinischen Faktoren entscheiden und möglichst Medikamente verschreiben, die während der Stillzeit gegeben werden dürfen.
Durch gesundheitsbewusstes Verhalten lassen sich Genuss- bzw. Suchtmittel (Alkohol, Koffein, Nikotin) reduzieren oder vermeiden. Bannen Sie Schimmelpilzgifte schon vor oder während der Schwangerschaft (z.B. Schimmelpilz in Wohnungen sanieren, verschimmelte Walnüsse entsorgen).

Die Aufnahme von Schadstoffen aus unserer Umwelt ist jedoch eine Tatsache. Seit vielen Jahren werden Frauenmilchproben auf Rückstände von Organochlorverbindungen und jetzt auch von synthetischen Moschusduftstoffen untersucht. Erstere gelangen durch das Nahrungsfett in unseren Körper, treten während der Stillzeit in die Muttermilch über und werden so vom Säugling aufgenommen. Letztere werden über die Haut aufgenommen.
Viele Anwendungs- und Produktionsverbote, technische Maßnahmen

zur Verminderung der Schadstoffabgabe in die Luft und ein freiwilliger Anwendungsverzicht haben den Gehalt an Organochlorverbindungen bzw. Moschusduftstoffen in der Muttermilch in den letzten 30 Jahren stark vermindert. Maßnahmen der Industrie in Sachen Reduktion von Flammschutzmitteln sind noch gefragt.
Heutzutage stellen die Gehalte der genannten Umweltschadstoffe in der Muttermilch kein akutes gesundheitliches Problem für den Säugling dar und erfordern deshalb keinerlei Einschränkungen beim Stillen. Der Nutzen des Stillens ist sehr viel größer als ein möglicherweise vorhandenes Risiko. Dies gilt sowohl für das Vollstillen als auch für das beikostergänzte Stillen danach und für das die Familienkost ergänzende Stillen.

Verzichten Sie beim Wäschewaschen auf Weichspüler und verwenden Sie nur sparsam Körperpflegemittel (Duschgel, Seife). Auch auf Parfums sollten Sie in der Stillzeit verzichten - Ihr Kind mag ohnehin Ihren eigenen Körpergeruch am liebsten.

Noch ein Hinweis: Halten Sie keine Diät während der Stillzeit! Damit würden die im Körperfett gespeicherten Schadstoffe vermehrt über die Muttermilch ausgeschieden.

Lassen Sie sich, wenn möglich, während Schwangerschaft und Stillzeit keine Zahnfüllungen mit Amalgam entfernen oder erneuern. Vor allem das Herausnehmen alter Füllungen bewirkt einen kurzfristigen Anstieg von Quecksilber in der Muttermilch. Fragen Sie Ihren Zahnarzt um Rat!

Speikind

Einige Kinder spucken auch nach dem ☞Bäuerchen schwallartig relativ viel Muttermilch (oder Flaschennahrung) wieder aus. Ja es scheint manchmal sogar, als würde das Baby überhaupt keine Nahrung bei sich behalten. „Speikind - Gedeihkind" hieß es früher im Volksmund. Und richtig, viele Kinder wachsen und gedeihen trotz häufigen Spuckens. Sollten jedoch ☞Gewicht und Größe Ihres Babys zu gering sein, wenden Sie sich bitte an Ihren Kinderarzt. Er muss individuell abklären, ob und welche Probleme vorliegen, und er kann beim nicht gestillten Kind z.B. eine „Anti-Reflux-Nahrung" (☞AR-Nahrung) verordnen.

Stilldauer

Jedes Kind soll etwa 6 Monate ausschließlich gestillt werden. Neueste Stillempfehlungen sprechen sich bei allen Kindern für mindestens 6 weitere Monate beikostergänzten Stillens aus. Dies dient zum Schutz vor Allergien und Erkrankungen. Die WHO empfiehlt, Kinder 2 Jahre lang bzw. darüber hinaus zu stillen, da das Stillen auch für Kleinkinder noch viele Vorteile (wichtige Nährstoffe, Abwehrstoffe) bietet.
Diese Empfehlung wird von Frauen vereinzelt als zu belastend empfunden, obwohl sie nicht nur bei erhöhtem ☞Allergierisiko die beste Wahl ist. In diesem Fall sollte zumindest 4-6 Monate voll gestillt und mindestens 4-6 weitere Monate beikostergänzt gestillt werden.
Wenn Mütter länger stillen, sollten sie ganz besonders auf eine gesunde Ernährung achten. Versorgen Sie sich ausreichend mit Getreide- und Milchprodukten, Gemüse und Obst, da sonst ein Mineralstoffmangel auftreten kann („Essen und Trinken - Kinderwunsch, Schwangerschaft und Stillzeit" ☞Weiterführende Literatur).

Stillhäufigkeit

Jedes Kind hat seinen eigenen Rhythmus. Primär bestimmt daher das Hungergefühl Ihres Kindes die Anzahl der Mahlzeiten. Anfangs kann das sehr häufig sein: 8- bis 12-mal täglich gilt als Faustregel. Verlangt das Baby in den ersten Monaten häufiger als alle 2 Stunden die Brust (meist in den Abendstunden), so spricht man von Clusterfeeding. Dabei „bestellt" das Kind durch häufiges Saugen die Milchmenge für den nächsten Tag. Auch in Wachstumsschüben oder bei großer Hitze verlangt es öfter nach Muttermilch, um seinen größeren Hunger bzw. Durst zu stillen.

Fälschlicherweise wird Müttern noch immer vereinzelt empfohlen, exakt nach einem Zeitplan im Vier-Stunden-Rhythmus zu stillen. Das ist Unsinn, denn das Bedürfnis eines Kindes lässt sich nicht mit der Uhr bestimmen! Immer wieder werden Mütter durch diesen Ratschlag zum Zufüttern verleitet, weil das Kind sich zwischen diesen starr vorgegebenen Mahlzeiten aus Hunger oder Durst weinend meldet . Der häufig gegebene Rat, das Kind dann einfach schreien zu lassen, ist für viele Mütter - zum Glück - instinktiv nicht umsetzbar. Für Ihr Kind wäre dies auch überhaupt nicht verständlich. Wenn es lautstark ausdrückt, dass etwas Wesentliches nicht stimmt (nicht nur bei Hunger oder Durst) erwartet es Ihr Kommen und Ihre Nähe! Liebe und Zuneigung kön-

nen Sie Ihrem Kind nie zu viel geben! Es schöpft daraus Vertrauen und Sicherheit, die es sein Leben lang begleiten werden. Nach kurzer Zeit werden Sie sich zu einer „Spezialistin in nonverbaler Kommunikation" entwickelt haben und die Hungerzeichen (Suchbewegungen mit dem Mund, Hand-zum-Mund-Führen etc.) richtig zu deuten wissen! Reagieren Sie, noch bevor das Kind zu schreien beginnt, denn dies ist eindeutig bereits ein Zeichen von Frustration.
Es dauert etwa ein halbes Jahr (manchmal auch etwas länger), bis sich der Rhythmus auf 5-6 Mahlzeiten pro Tag (und eventuelle Nachtmahlzeiten) einpendelt. Versuchen Sie, diesen Rhythmus dann beizubehalten! 3 Hauptmahlzeiten und 2 kleine Zwischenmahlzeiten sind auch für Kleinkinder, Schulkinder und Erwachsene die optimale Mahlzeitenverteilung. Dadurch werden Konzentration und körperliche Leistungsfähigkeit verbessert.

Stillhindernisse

Bauchkoliken, Hautausschläge oder Durchfallerkrankungen sind in der Regel kein zwingender Grund um abzustillen. Nur bei ca. 2 % der Mütter gibt es Gründe, die ein eingeschränktes Stillen oder gar ein Abstillen erforderlich machen.

• Bei Trinkschwäche (z.B. bei ☞Frühgeborenen), schwerer Erkältung oder einem Herzfehler des Kindes wird Ihr Arzt zum ☞Abpumpen von Muttermilch raten, denn Stillen ist für das Kind zu anstrengend. Ist Abpumpen oder Stillen nicht (mehr) möglich, so soll das Kind mit industriell gefertigter Säuglingsmilchnahrung ernährt werden.

• Bei Flach- oder Hohlwarzen sollten Sie sich schon zu Beginn der Schwangerschaft nach Stillhilfen erkundigen. Lokale Hindernisse (z.B. nach innen gehende Brustwarzen) sind dank moderner Hilfsmittel und guter Stillberatung nur noch selten ein Stillhemmnis. Manchmal wird Stillen jedoch als umständlich oder schmerzhaft empfunden.

• Nach Brustoperationen oder bei der sogenannten „nicht gängigen Brust" können Milchgänge verschlossen sein. Dann ist oft nur Teilstillen möglich.

• Starke Unterernährung oder Fehlernährung der Mutter (z.B. extreme makrobiotische Ernährung) kann Stillen sinnlos, ja manchmal sogar gefährlich machen. Der Muttermilch können wichtige Nährstoffe fehlen, wenn die Nahrung zu stark eingeschränkt wird und unausgewogen ist. Sie gefährden in diesem Fall durch Stillen Ihre eigene Gesundheit und die Ihres Kindes.

• Bei HIV-Infektion darf hierzulande nicht gestillt werden. Es besteht Ansteckungsgefahr für das Kind. In manchen Entwicklungsländern überwiegen aber die Vorteile des Stillens so sehr, dass das Risiko in den ersten 6 Monaten in Kauf genommen werden muss.

• Während der Stillzeit kann es vorkommen, dass die Mutter Medikamente einnehmen muss. Manche davon gelangen in die Muttermilch und können so dem Kind schaden.
Beispielsweise sind Zytostatika (wichtige Medikamente zur Krebstherapie) für Säuglinge sehr gefährlich. Sie hemmen auch das Zellwachstum des Kindes. Daher darf bei ihrer Einnahme nicht gestillt werden!

Bei jeder Gabe von Medikamenten in Schwangerschaft bzw. Stillzeit muss vom Arzt der Nutzen für die Mutter gegen die Nebenwirkungen beim Kind abgewogen werden! Es müssen Medikamente gewählt werden, die kaum in die Muttermilch übergehen bzw. vom Kind kaum aufgenommen werden können.
Antibiotika während der Stillzeit können vereinzelt Durchfall hervorrufen und so das kindliche Immunsystem schwächen. Gelegentlich entwickeln Kinder auch eine Allergie auf Antibiotika. Während der Schwangerschaft und Stillzeit sollten sie deshalb nur bei unbedingter Notwendigkeit (z.B. ☞Brustentzündung) genommen werden! Stillen ist aber bei richtiger Auswahl der Medikamente zumeist möglich.

• In manchen Fällen wird wirklich zu wenig Milch gebildet, um das Kind längere Zeit ausreichend zu versorgen. In diesem Fall sollte nicht vergessen werden, dass jeder Tropfen Muttermilch für das Kind schon ein großer Gewinn ist. Sie sollten zumindest versuchen, die vorhandene Milch zu geben, da sie viele Abwehrstoffe enthält. Idealerweise erfolgt hier eine Umstellung auf ☞Zwiemilch-Ernährung. Mittlerweile sind auch industrielle Säuglingsmilchnahrungen gut entwickelt. Auch wenn Sie nicht stillen, können Sie durch liebevolles Halten, Augenkontakt und Zärtlichkeit Ihrem Baby das Gefühl der Nähe und Geborgenheit vermitteln!

Stillprobleme

Nehmen Sie bei Stillproblemen jeder Art, seien es wunde Brustwarzen, ☞Milchstau oder (scheinbar) zu wenig Milch, eine professionelle Stillberatung in Anspruch! Anlaufstellen dafür sind sowohl die Hebammen und Mütter- und Väterberaterinnen als auch der Berufsverband der Still- und Laktationsberaterinnen, die La Leche Liga oder weitere Stillorganisationen (☞Adressverzeichnis).
Nutzen Sie auch die Möglichkeit, sich im Eltern-Kind-Zentrum oder in einem Stillcafe in Ihrer Nähe schon während der Schwangerschaft mit anderen stillenden Frauen auszutauschen.

Stilltee

Zu Beginn der Stillzeit wird empfohlen, täglich etwa 1/2 Liter Stilltee zu trinken, um die Milchmenge zu steigern. Anis, Kümmel und Fenchel bilden die Basis des Stilltees. Auch Taubnessel, Fingerkraut, Eisenkraut, Basilikum, Isländisches Moos, Geißraute und Zinnkraut können enthalten sein. Wissenschaftlich bewiesen ist eine Wirkung jedoch nicht. Häufiges Anlegen ist ein effektiveres Mittel, die Milchmenge zu steigern.
Achten Sie einfach generell auf ausreichende Flüssigkeitszufuhr. Heuschnupfen-Allergikerinnen sollten sich vom Arzt beraten lassen, ob sie bedenkenlos Anis, Kümmel und Fenchel in größeren Mengen verwenden können (☞Allergieprävention).

Stress

Starke seelische bzw. körperliche Belastungen der Mutter (Stress durch Haushalt, „Nestbau", finanzielle Sorgen oder Krisen in der Beziehung durch die Umstellung auf das Leben zu dritt) können zu (plötzlichem) Rückgang oder auch zu einer Steigerung der Muttermilchmenge bzw. zu Blähungen beim Säugling führen. Manchmal kommt es zu einem ☞Milchstau.
Nehmen Sie sich Zeit, und verwöhnen Sie sich! Warten Sie gar nicht erst, bis Sie „ausgebrannt" sind! Tanken Sie Kraft, wann immer Sie können! Zum Beispiel durch einen Spaziergang, durch entspannende Gymnastik, ein gutes Buch, ein aufbauendes Gespräch, sanfte Musik, ein genüssliches Bad.

Es gibt Kulturen, in denen Schwangere und Stillende wie „rohe Eier" behandelt und sehr verwöhnt werden. Von ihnen wird jede Sorge, jeder Ärger und jeder Stress ferngehalten. Das klingt nach Paradies, nicht wahr? Leider ist das bei uns nicht so! Manchen Vätern ist diese sensible Situation der Mütter zu wenig bewusst, zum Teil fühlen sie sich selbst hilflos und überfordert in ihrer neuen Rolle. Informierte, einfühlsame Väter können jedoch einen wertvollen Beitrag zur Entlastung der stillenden Mutter leisten.

Stuhlgang

Die Frage nach der Häufigkeit des Stuhlgangs beim gestillten Säugling beschäftigt viele Mütter. In den ersten 4-6 Wochen ist mehrmaliger täglicher Stuhlgang ein Zeichen dafür, dass Ihr Kind ausreichend Muttermilch bekommt. Später kann es sein, dass oft tagelang nichts „Festes" ausgeschieden wird. Muttermilch ist so zusammengesetzt, dass das Kind fast alles verwerten kann, sobald die Verdauung gut eingespielt ist. Da bleibt meist nicht mehr viel übrig. Prinzipiell ist bei einem voll gestillten Kind später alles möglich von „7-mal am Tag bis alle 7 Tage einmal". Und selbst von dieser Regel gibt es noch Ausnahmen. Fragen Sie im Zweifelsfall Ihren Kinderarzt.

Immer wieder wird in Seminaren die Frage gestellt, wie der Stuhl normalerweise aussieht, wenn mit Muttermilch gefüttert wird. Der Stuhl von voll gestillten Säuglingen ist eher flüssig, von gelblich-grüner Farbe und riecht mild säuerlich. Flaschengefütterte Kinder weisen einen festeren Stuhl auf, dessen Farbe und Geruch anders sind. Wird Beikost gegeben, gelangen Bestandteile der Lebensmittel in den Stuhl und verändern ihrerseits den Geruch und die Farbe. Sieht der Stuhl bei Beikostgabe immer wieder Hasenkot ähnlich, kann dies neben Flüssigkeitsmangel auch eine andere Ursache haben. Ziehen Sie Ihren Arzt zu Rate!

Vitamin B

Die Vitamine des B-Komplexes in der Nahrung der stillenden Mutter sind notwendig, damit genügend Muttermilch produziert werden kann. Hauptsächlich werden wir durch Vollkorngetreide und Milchprodukte mit Vitamin B versorgt. Hafer und Polenta (Maisgrieß) unterstützen die Milchbildung, denn sie enthalten außerdem viele Mineralstoffe. Eine sehr gute Vitamin-B-Quelle ist auch Hefe. Daher ist es nicht verwunderlich, dass man früher stillenden Müttern hefereiches Bier zu trinken gab. Alkoholfreies Bier, Suppenwürze auf Hefebasis oder Hefeflocken (zum Gemüse) steigern die ☞Milchmenge. Vereinzelt reagieren Kinder jedoch mit ☞Blähungen auf zu viel Hefe in der Nahrung ihrer Mutter.

Vitamin D

Vitamin D unterstützt den Knochenaufbau des wachsenden Kindes. Es wird durch die Sonne in der Haut aktiviert. In unseren Breiten kommen vor allem im Winter zu wenig Sonnenstrahlen auf die Haut. Daher ist in der Muttermilch nicht immer ausreichend Vitamin D enthalten bzw. produziert das Kind selber zu wenig Vitamin D. Unabhängig davon, ob das Kind gestillt wird oder nicht, ist es notwendig, im 1. Lebensjahr Vitamin D nach Anleitung des Arztes zu geben. Zum Teil werden Tabletten in Kombination mit Fluor (zur Vorbeugung gegen Karies) verabreicht.

Vitamin K

Vitamin K, das für die Blutgerinnung wichtig ist, wird dem Säugling zum Schutz vor Gehirnblutungen im Regelfall 3-mal gegeben: 2 Tropfen am 1. Lebenstag, 2 am 4. Tag und 2 zwischen 4. und 6. Lebenswoche. Vor wenigen Jahren wurde dem Kind Vitamin K üblicherweise gespritzt. Diese Methode halten Wissenschaftler für bedenklich und raten, die Spritze zu vermeiden und Vitamin K einzunehmen!

Wundsein

Hat ein gestilltes Kind einen wunden Po, können eventuell Zitrusfrüchte in der Ernährung der Mutter die Ursache dafür sein. Aber auch scharfe Gewürze (Pfeffer, Chili, Curry, Tabasco etc.) können Wundsein auslösen. Sie sollten dann gemieden werden!
Manche Kinder reagieren auch auf Zwiebel oder auf säurehaltige Lebensmittel, wie z.B. Tomaten, mit wundem Po. Ein genereller Verzicht auf diese Lebensmittel ist aber nicht sinnvoll. Häufiges Windelwechseln, Nackt-Strampeln-Lassen im Warmen, Trockenfönen und Eincremen sind die gängigsten Maßnahmen dagegen.

Zufüttern

Von Zufüttern spricht man einerseits, wenn nach der Geburt außer Muttermilch noch die Flasche angeboten wird, andererseits, wenn beim ☞Abstillen von Muttermilch auf Säuglingsnahrung gewechselt wird und beides eine Zeit lang parallel angeboten wird.
Das Zufüttern nach der Geburt ist bei maximal 15 % der Säuglinge notwendig und soll immer vom zuständigen Arzt veranlasst sein! Im Wochenbett ist die Mutter oft erschöpft, die Milchbildung noch nicht ausreichend in Gang gekommen und das Kind hungrig. In diesem Fall soll - auf Empfehlung der Ernährungskommission der Österr. Ges. für Kinderheilkunde - zur Deckung des Flüssigkeits- und Energiebedarfes zwischen den Stillmahlzeiten ausschließlich abgekochtes Wasser mit 2-5 % ☞Maltodextrin angeboten werden.
Verliert ein reif geborenes Kind in den ersten Lebenstagen mehr als 10% seines Geburtsgewichtes, weil noch nicht ausreichend Muttermilch gebildet wird oder das Kind zu trinkschwach ist, wird der Arzt das Zufüttern mit Säuglingsnahrung veranlassen. Bis entschieden werden kann, ob die Mutter voll stillen oder ihr Kind mit ☞Anfangsnahrung füttern wird, soll als Muttermilchersatz ausschließlich eine ☞HA-Nahrung gegeben werden - egal ob das ☞Allergierisiko des Kindes erhöht ist oder nicht. Achten Sie darauf, dass das Saugloch klein genug ist, damit das Kind nicht „trinkfaul" wird!
Innerhalb einer Mahlzeit soll immer zuerst gestillt und dann zugefüttert werden, um unerwünschtes ☞Abstillen zu verhindern.

Wenn in den ersten Lebensmonaten zur Muttermilch zugefüttert werden muss, weil die ☞Milchmenge alleine nicht ausreicht, so spricht man von Zwiemilch-Ernährung.

Zwiemilch-Ernährung

Wenn die Muttermilchmenge im 1. Lebenshalbjahr - trotz Beratung durch eine Hebamme, Stillberaterin, Mütter- und Väterberaterin oder einen Arzt - nicht ausreicht, steigen viele Mütter auf die sogenannte „Zwiemilch-Ernährung" (Muttermilch plus Brusternährungsset oder Flasche) um. In diesem Fall wird meistens eine ☞PRE-Nahrung verwendet!
Stillen Sie immer zuerst, und füttern Sie dann ergänzend zu! So können Sie auch auf den tatsächlichen Bedarf Ihres Kindes eingehen.

Denn phasenweise verlangt das Kind 40-70 ml zusätzlich, dann reicht Muttermilch wieder tage- oder wochenlang völlig aus!

Wenn sich das Stillen noch nicht so gut eingespielt hat (vor allem in den ersten 6 Wochen), kann es durch das technisch andere Saugen an der Flasche zur sogenannten Saugverwirrung kommen. Auch ein ☞Schnuller kann das Kind in seinem Saugverhalten irritieren. Hier ist das Brusternährungsset als Stillhilfsmittel einen Versuch wert. Dabei wird Säuglingsmilchnahrung über 2 dünne Schläuche zu den Brustwarzen geführt, sodass das Kind erfolgreich saugen und damit gleichzeitig die Muttermilchproduktion ankurbeln kann.

Wenn das Trinken aus der Flasche zu leichtfällt, gewöhnen sich Kinder rasch daran und werden „trinkfaul". Deshalb ist darauf zu achten, dass das Saugerloch klein genug ist. Teesauger verwenden! Wenn Sie die Flasche umdrehen, soll nicht mehr als 1 Tropfen pro Sekunde auslaufen, damit sich das Kind ebenso anstrengen muss wie beim Trinken an der Brust. Denn bei falscher Handhabung kann Zwiemilch-Ernährung der 1. Schritt zum ungewollten ☞Abstillen sein.

„Flasche "- nur ein Ersatz

Die Babyflasche (der Schoppen) ist keine moderne Erfindung. Schon in der Antike wurden Kinder, die nicht gestillt werden konnten, mit der Flasche ernährt. Gab es am Anfang des 19. Jahrhunderts noch Glasflaschen mit Metallsaugern, so wurden sie im Laufe des letzten Jahrhunderts durch Flaschen aus nahezu unzerstörbarem Plastik mit weichem Latexsauger ersetzt.
Sowohl die Verpackung als auch der Inhalt werden ständig weiterentwickelt. Früher waren verdünnte tierische Milch oder mit Mehl vermischtes Wasser die einzigen Alternativen, wenn weder Muttermilch noch die Milch einer Amme zur Verfügung standen. Ab dem 2. Weltkrieg wurde Muttermilchersatz in großem Umfang industriell hergestellt. Die Pulvernahrung hielt Einzug in nahezu jedem Familienhaushalt und galt jahrelang fälschlicherweise als der Muttermilch überlegen. Die Nahrungen waren damals sehr energiereich, aber arm an Vitaminen. Sie mussten daher schon im 2. Lebensmonat durch Beikost ergänzt werden. Als Folgen entwickelten manche Kinder Übergewicht und Allergien.
Viel wurde seitdem zum Thema Muttermilch, die das Kind optimal und individuell versorgt, geforscht. Manche Forschungsergebnisse konnten bei der Entwicklung der heute handelsüblichen Säuglingsnahrungen umgesetzt werden. Dadurch wurde auch die verfrühte Gabe von Beikost unnötig. Industrielle Säuglingsnahrung ist mittlerweile zur besten Alternative für Muttermilch geworden.

Muttermilchersatz - kritisch betrachtet

Der positive Trend „weg von der industriell erzeugten Säuglingsmilchnahrung - zurück zum Stillen" brachte es mit sich, dass mehr und mehr Mütter die Industrienahrung generell ablehnen. Es kann durchaus auf industrielle Säuglingsmilchnahrung im 1. Lebensjahr verzichtet werden, wenn nach und nach laut ☞Mahlzeitenfahrplan bis zu 3 Stillmahlzeiten vollständig gegen Beikost ausgetauscht werden und am Ende des 1. Lebensjahres noch mindestens 2-mal pro Tag gestillt wird. Schwierig wird es, wenn das Kind sich vorzeitig abstillt.

Verfechter alternativer Kostformen glauben dann oftmals, dass Ersatzmischungen auf pflanzlicher Basis (z.B. Frischkorn-, Mandel- oder Sojamilch) ein besserer Muttermilchersatz seien als indus-

triell gefertigte Nahrungen. Doch vegetarische Mischungen sind der Muttermilch noch unähnlicher in der Zusammenstellung des Mineralstoff- und Eiweißgehaltes als tierische Milch.
Selbst gemachter Muttermilchersatz deckt den Nährstoffbedarf Ihres Kindes nicht und erhöht schlagartig das ☞Allergierisiko! Darüber hinaus fehlen bei allen selbst zubereiteten Nahrungen die Kontrollen auf Schadstoffbelastungen. Das hygienische Risiko (die Gefahr von ☞Durchfall und Erkrankung) ist bei Selbstzubereitung ungleich höher. Wie folgender Überblick zeigt, ist das „Selbermachen" hier keine befriedigende Alternative zur industriellen Nahrung.

Frischkornmilch

Die Kostform nach Bruker schlägt als Muttermilchersatz die sogenannte Frischkornmilch vor, die aus roher, verdünnter ☞Kuhmilch und bis zu 4 verschiedenen, fein gemahlenen, rohen Getreidemehlen besteht. Rohmilch wird aus hygienischen Gründen für Kinder erst ab dem 6. Lebensjahr empfohlen. Rohes Getreide ist schon für empfindliche Erwachsene schwer verdaulich, für den zarten Darm des Säuglings bedeutet seine Verdauung wahrlich Schwerstarbeit. Vereinzelt kann rohes Getreide sogar lebensbedrohlich sein oder für das ganze weitere Leben schädigen! Dann nämlich, wenn Ihr Kind eine ☞Zöliakie entwickelt. Deshalb wird von Seiten der Kinderärzte prinzipiell geraten, sogar gekochtes Getreide (außer ☞glutenfreien Reis bzw. Mais) frühestens ab dem 7. Monat anzubieten. Rohes Getreide - auch als Flocken - soll überhaupt erst nach Endes des 2. Lebensjahres verwendet werden.

Alternative Kostformen sind für Säuglinge nicht geeignet! Erwachsene können einseitige Ernährungsweisen (Makrobiotik, strengen Vegetarismus etc.) durch gespeicherte Reserven des Körpers kurzzeitig ausgleichen. Ihr Kind kann das nicht!

Sojamilch

Häufig wird Sojamilch als Muttermilchersatz in Erwägung gezogen, wenn ein erhöhtes ☞Allergierisiko besteht. Doch ☞Soja löst etwa ebenso oft Allergien aus wie Kuhmilch, bzw. reagieren Kuhmilchallergiker häufig auch auf Soja.

Dies ist umso bedenklicher, da Soja mittlerweile als Verdickungsmittel in fast allen Fertiggerichten verwendet wird. Eine sojafreie Ernährung - wie sie ein ☞Soja-Allergiker praktizieren muss - ist daher sehr schwer durchzuziehen.
Das ist jedoch nicht der einzige Grund, weshalb herkömmliche Sojamilch nicht als Muttermilchersatz geeignet ist. In reiner Sojamilch fehlen wesentliche Inhaltsstoffe (z.B. wichtige Eiweißbausteine, Carnitin, Taurin, essentielle Fettsäuren und das zum Knochenaufbau wichtige Calcium). Diese sind in industriellen ☞Soja-Nahrungen zugesetzt, weshalb ausschließlich sie als Säuglingsnahrungen verwendet werden dürfen!

Darüber hinaus enthält die Sojabohne Stoffe, die eine Aufnahme von Mineralstoffen stark hemmen. Die Diskussionen um Gen-Soja erhitzen außerdem die Gemüter.
Weiters fand man in Soja natürliche Inhaltsstoffe, die bestimmten weiblichen Sexualhormonen ähnlich sind. In größeren Mengen können sie den Menstruationszyklus verlängern. Die Mengen davon, die ein Erwachsener mit Sojaprodukten (Tofu, Sojamilch, Sojasaucen) aufnimmt, sind unbedenklich. Ein Säugling nimmt jedoch im Verhältnis zu seinem Körpergewicht mit einem Muttermilchersatz aus Soja etwa die 6- bis 11-fache Menge zu sich. Vereinzelte Studien zeigen, dass sich diese östrogenähnlichen Substanzen auf den Organismus des Babys nicht wie ein Hormon auswirken. Bislang ist dies jedoch noch nicht ausreichend untersucht. Fachgremien raten daher, nach Möglichkeit auf Soja-Nahrungen zu verzichten.

Mandelmilch

In alternativen Kreisen ist auch Mandelmilch als Muttermilchersatz sehr beliebt. Dabei handelt es sich um das Kochwasser von gemahlenen Mandeln. Ähnlich wie bei Sojamilch fehlen darin wichtige Vitamine (z.B. Vitamin B_{12}) und Mineralstoffe. Auch die Nährstoffe sind denen der Muttermilch nicht gleichwertig. Bei Mandelmilch besteht außerdem die Gefahr, dass giftige Blausäure aus Bittermandeln enthalten ist. Durch ausreichendes Kochen wird die Blausäure zerstört. Zudem sind Mandeln - wie alle Nusssorten - sehr oft von Schimmelpilzen befallen, deren Gift durch Kochen nicht völlig zerstört wird.

Schaf-, Ziegen- oder Stutenmilch

Immer häufiger werden Ziegen-, Schaf- oder Stutenmilch als perfekter Muttermilchersatz angepriesen. Doch ein Vergleich zeigt, dass alle tierischen Milchsorten eine gänzlich andere Zusammensetzung der Nährstoffmengen aufweisen als Frauenmilch. Generell ist die Menge an Eiweiß und Mineralstoffen höher, denn Lämmer, kleine Ziegen, Fohlen und Kälber müssen schneller wachsen als Menschenkinder. Zu viel Eiweiß belastet jedoch die Nieren eines Säuglings.

Nährstoffvergleich reifer Frauenmilch mit tierischen Milchsorten

pro 100 g	**Frauenmilch**	Kuhmilch	Schafmilch	Ziegenmilch	Stutenmilch
Energie (kcal)	69	64	96	67	47
Energie (kJ)	288	269	400	281	199
Eiweiß (g)	**1,13**	**3,34**	**5,27**	**3,69**	**2,2**
Fett (g)	**4,03**	3,57	6,26	3,92	1,5
Linolsäure (g)	**0,38**	0,09	0,16	0,09	0,04
Kohlenhydrate (g)	**7,0**	4,55	4,55	4,2	6,2
Mineralstoffe (g)	**0,21**	0,74	0,86	0,79	0,36

Quelle: Souci, Fachmann, Kraut: Die Zusammensetzung der Lebensmittel - Nährwerttabellen, 6. Auflage, medpharm scientific publishers Stuttgart 2000. Deutscher Bundeslebensmittelschlüssel (BLS).

Überdies sind in Schaf-, Ziegen- oder Kuhmilch etwa bis zu 80 % Casein enthalten, aus dem Käse gewonnen werden kann. Frauenmilch hingegen enthält nur 20-40 % Casein, der Hauptteil ist Molkeneiweiß (60-80 %). Wird tierische Milch verdünnt, dann gleicht sich zwar die Eiweißmenge, nicht jedoch die Eiweißzusammensetzung der Frauenmilch an.

Dazu kommt, dass Eiweiß aus ☞Kuh-, Schaf-, Ziegen- oder Stutenmilch „artfremd" ist. Vor allem gegen Kuh- und Stutenmilch treten häufig Allergien auf. Bei Verwendung von Ziegenmilch zur Zubereitung von Muttermilchersatz wird obendrein der Bedarf an Folsäure nicht gedeckt. Erst wenn genug Folsäure durch Beikost bzw. Familienkost aufgenommen wird, ist Säuglingsnahrung auf Ziegenmilchbasis (z.B. Folgenahrung der Fa. Holle erhältlich in Apotheken) zulässig. Im Deutschen Versandhandel gibt es auch die mit Folsäure angereicherte, neuseeländische Anfangsnahrung „Bambinchen" aus Ziegenmilch. Diese Nahrungen werden jedoch von Fachgremien weder für gesunde noch für Babys mit Allergien empfohlen.

Verdünnte Kuhmilch

Bevor es industrielle Säuglingsmilch gab, wurde häufig verdünnte Kuhmilch als Muttermilchersatz verwendet - im 1. Lebenshalbjahr als Halbmilch ($^{1}/_{2}$ Milch und $^{1}/_{2}$ Wasser), später als Zwei-Drittel-Milch (eine Mischung von $^{2}/_{3}$ Milch und $^{1}/_{3}$ Wasser). Sie sicherte damals das Überleben vieler ungestillter Kinder. Manchen Frauen scheint es auch heute noch naheliegend, im 1. Lebensjahr Kuhmilch statt teurer industrieller Säuglingsnahrung zu verwenden. Doch Vollmilch ist aus vielerlei Gründen im gesamten 1. Lebensjahr zur Zubereitung der Milchnahrungen nicht geeignet.
Fachgremien in Deutschland, Österreich und der Schweiz lehnen tierische Milch zur Zubereitung der Milchmahlzeiten in den ersten 12 Lebensmonaten generell ab. Auch bei Kindern ohne erhöhtes Allergierisiko soll Kuhmilch - egal ob als pasteurisierte Vollmilch, Extra-Vollmilch oder Haltbarmilch - noch nicht als Trinkmilch verwendet werden.

Selbst im 2. Lebenshalbjahr werden die Nieren des Kindes durch die große Eiweißmenge und den hohen Mineralstoffgehalt (Natrium, Calcium, Phosphor) der reinen Kuhmilch überlastet. Gleichzeitig enthält Vollmilch zu wenig wichtige Fettsäuren, Vitamin C, Vitamin E und ☞Eisen. Bei ca. einem Drittel der mit Vollmilch ernährten Kinder wurde im 6. bis 7. Monat Eisenmangel festgestellt.
Tierische Milch ist im Vergleich zur Muttermilch eine unzureichende Eisenquelle. Kuhmilch enthält weniger Eisen, das darüber hinaus nur mangelhaft aufgenommen werden kann. Prinzipiell wird Eisen aus allen Lebensmitteln vom Körper schwerer aufgenommen, wenn gleichzeitig Milch verzehrt wird. Außerdem wurden bei mit Vollmilch ernährten Kindern versteckte Blutungen im empfindlichen Darm festgestellt. Und Blutverluste bedeuten immer auch einen Eisenverlust für den Körper. Als Auswirkung eines Eisenmangels kann es zu motorischen Entwicklungsverzögerungen und zu Appetitlosigkeit kommen.

Nur wenn weder Muttermilch noch industrielle Säuglingsnahrung zur Verfügung stehen, wird als „Notnahrung" eine selbst zubereitete Milchnahrung gegeben. Dann muss folgende ergänzte Halbmilch verwendet werden.

Droese-Stolley-Milch

100 ml pasteurisierte oder ultrahocherhitzte Vollmilch
    (3,5 bzw. 3,6 % Fett)
100 ml abgekochtes Wasser
8 g Milchzucker
    (wenn nicht anders erhältlich: Haushaltszucker)
5 g Mais- oder Reisstärke
3 g Raps-, Sonnenblumen- oder Maiskeimöl

Zubereitung: Milch und Wasser mit Stärke und Milchzucker unter ständigem Rühren aufkochen. Dann das Öl mit dem Mixer oder Schneebesen einrühren.

Jede Mahlzeit muss frisch gekocht und peinlichst sauber zubereitet werden!

Quelle: Manz F., Kersting M.: Die richtige Milch für nicht gestillte Säuglinge. Kinderärztl. Praxis, Sonderheft Säuglingsernährung (2000), 25-29.

Wird die Droese-Stolley-Milch gegeben, so ist es notwendig, schon ab der 6. Lebenswoche Vitamin C zuzumischen, denn der Milchmischung fehlen wichtige Vitamine und Mineralstoffe. Dies erfolgt durch Zugabe von 20 g frisch gepresstem Orangensaft (oder ca. 30 g Apfelsaft) und 5 g Karottenbrei pro 200 ml Milch. Das frühe Zufüttern von Beikost erhöht jedoch das ☞Allergierisiko des Kindes und kann zu ☞Wundsein führen.
Steht auch im 2. Lebenshalbjahr keine industrielle Säuglingsmilchnahrung zur Verfügung, so muss das Verhältnis von Milch zu Wasser auf 2:1 angepasst werden. Es können dann statt Maisstärke feinste Haferflocken bzw. Grieß (beides aufgekocht!) verwendet werden.

Zum Thema Kuhmilch in der Beikost siehe das Kapitel „8. Monat: Getreide-(Mutter)milch-Brei“ und Kapitel „Elternfragen zu Beikost-Lebensmitteln“ - „Milch und Milchprodukte“.

Industrielle Säuglingsnahrungen im Überblick

Säuglingsmilchnahrungen sind zwar nur ein Ersatz - denn Muttermilch ist unumstritten die beste Nahrung für Ihr Kind - aber sie sind der bestmögliche Ersatz! Väter oder Großeltern können nun (wie auch mit abgepumpter Muttermilch) den Säugling mit Nahrung versorgen. Durch „Arbeitsteilung" beim Füttern kann der Freiraum der Mutter größer werden. Viele Mütter entwickeln Schuldgefühle, wenn sie „nur" die Flasche geben können, doch solche sind gänzlich fehl am Platz! Durch ihre Zärtlichkeit können nicht stillende Mütter ihrem Kind trotzdem das Gefühl der Nähe und Geborgenheit vermitteln!

Industrielle Säuglingsnahrungen sind heutzutage der Muttermilch so weit angepasst, dass sie in den ersten 4-6 Monaten ohne zusätzliche ☞Beikost gegeben werden können. Sie sind schadstoffarm und werden laufend kontrolliert. Manche Säuglingsnahrungen sind mit Zutaten ☞„aus biologischer Landwirtschaft" erzeugt. Dies ist eine sinnvolle Sache, aber meist etwas teurer.
Die Bezeichnung der Nahrungen, wie sie zusammengesetzt sein müssen und was auf dem Etikett angeführt sein darf, ist innerhalb der EU gesetzlich geregelt. Man unterteilt die Säuglingsnahrungen in ☞Anfangs- und ☞Folgenahrungen. Auf Basis von Kuhmilch hergestellt, werden sie als Säuglingsmilchnahrung und Folgemilch bezeichnet. Auf Basis von Sojaeiweiß heißen sie ☞Soja-Nahrungen.

Einteilung nach EG-Säuglingsnahrungsrichtlinie 1994

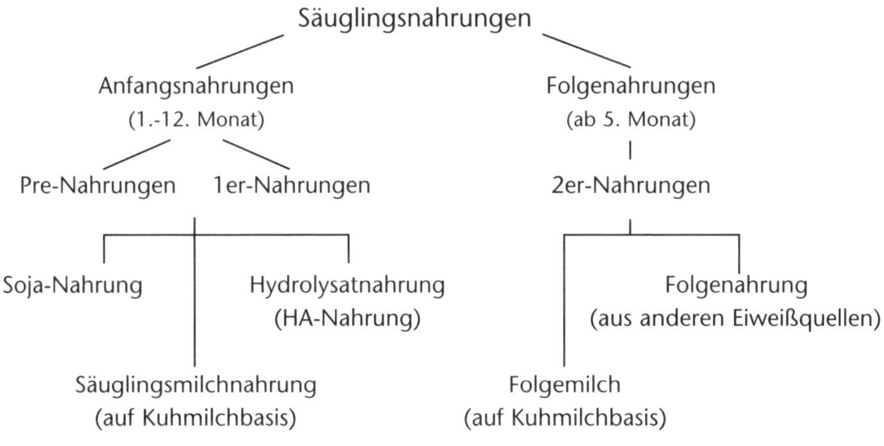

Anfangsnahrungen müssen als alleinige Nahrungsquelle alles Lebensnotwendige bis zum Ende des 6. Monats liefern können. In den ersten 4 Monaten sind ausschließlich Anfangsnahrungen als Muttermilchersatz geeignet! Nahrungen, die der Muttermilch in allen Bereichen möglichst angeglichen sind und früher „adaptierte Nahrungen" genannt wurden, werden nun mit „PRE" bezeichnet. Der Muttermilch teilweise angeglichene ☞Anfangsnahrungen tragen (meist) die Ziffer „1".
Spricht man heute von „adaptiert", so bezieht sich das nur mehr auf das Eiweiß, genauer gesagt auf das Verhältnis von Molkeneiweiß zu Casein. Der Begriff „mit adaptiertem Protein" bezeichnet Nahrungen, die in 100 ml maximal 2,5 g Eiweiß enthalten, das zu mindestens 50 % aus Molkeneiweiß besteht.

Folgenahrungen tragen die Ziffer „2". Sie dürfen daher frühestens im 5. Lebensmonat gegeben werden, aber erst, wenn bereits 2 Beikostmahlzeiten fixer Bestandteil der täglichen Kost geworden sind. Folgenahrungen sind nur als Teil einer Mischkost geeignet, weil sie den Nährstoffbedarf des Säuglings nicht alleine decken können. Lesen Sie bitte das Kapitel über Folgenahrungen, bevor Sie dazu wechseln.

Es gibt neben diesen Nahrungen auch ☞Spezialnahrungen. Ist zum Beispiel das ☞Allergierisiko des Kindes erhöht, werden sogenannte ☞HA-Nahrungen zur ☞Allergieprävention eingesetzt.

Gegenüberstellung der Inhaltsstoffe

Durchschnittliche Energie- und Nährstoffgehalte in reifer Muttermilch[1)], PRE-Nahrung[2)], 1er-Nahrung[2)] und 2er-Nahrung[2)]

pro 100 ml	**Muttermilch**	PRE	1er	2er
Energie (kcal)	69	66 - 69	66 - 75	71 - 79
Energie (kJ)	288	279 - 292	279 - 315	300 - 329
Eiweiß (g)	**1,13**	**1,4 - 1,7**	**1,4 - 2,0**	**1,8 - 2,6**
davon Casein (%)	**20 - 40**	ca. 40	40 - 70	ca. 80
Fett (g)	**4,03**	3,3 - 3,7	3,0 - 3,7	3,3 - 3,6
Kohlenhydrate (g)	**7,0**	7,2 - 7,7	7,7 - 8,8	7,3 - 9,1
Mineralstoffe (g)	**0,21**	0,29 - 0,32	0,3 - 0,4	0,49 - 0,65

Quellen: 1) Souci, Fachmann, Kraut: Die Zusammensetzung der Lebensmittel - Nährwerttabellen, 6. Auflage, medpharm scientific publishers Stuttgart 2000. 2) Angaben der Hersteller Hipp, Humana, Milupa und Nestlé

Nahrungen mit gleichem Namen können in Deutschland, Österreich und der Schweiz unterschiedliche Zusammensetzung haben! In der Schweiz erfolgt die Einteilung bei den Humana-Nahrungen nicht in PRE, 1er und 2er, sondern in 1er, 2er und 3er.
Noch ein Hinweis: Zum Teil werden Nahrungen nicht nur als Pulver, sondern auch trinkfertig angeboten.

Werbung für Säuglingsnahrungen unter der Lupe

Flaschengefütterte Kinder sind häufiger krank und leiden häufiger an Allergien und Übergewicht als gestillte Kinder. Die erste Stillzeit kann jedoch anstrengend und evtl. schmerzhaft sein. Bis sich das Stillen eingespielt hat, dauert es meist 4-6 Wochen. In dieser Zeit sind Frauen leicht für den Umstieg auf Säuglingsnahrung zu gewinnen.

Seit 1981 gibt es deshalb von der WHO den „Internationalen Kodex zur Vermarktung von Muttermilchersatzprodukten". Werbung für Milchersatzprodukte, Saugflaschen oder Schnuller (Sauger) darf nicht vom Stillen abhalten, das ist sein erklärtes Ziel. Zum Beispiel spricht er sich gegen die Verteilung von Probepackungen von Anfangsnahrung an Mütter aus.
Viele Hersteller haben diesen Kodex freiwillig akzeptiert und sich zur Einhaltung schriftlich verpflichtet. Es kommt jedoch immer wieder zu Verstößen dagegen. Die Schweizer Fa. Bimbosan hat den Kodex bislang nicht unterschrieben und macht sehr aggressive Werbung bei Müttern, weshalb die Produkte von Mütter- und Väterberaterinnen und den Schweizer Kinderärzten nicht empfohlen werden. Wir haben die Produkte in den nächsten Kapiteln deshalb nicht angeführt.

PRE-Nahrungen

Von allen Säuglingsmilchnahrungen sind PRE-Nahrungen der bestmögliche Muttermilchersatz. PRE-Nahrungen sind der Muttermilch so weit angeglichen, dass sie wie Muttermilch ab der Geburt ausschließlich gegeben werden können. Sie werden auch meist als 1. Nahrung verwendet, wenn die Mutter das Kind ☞abstillen möchte.

Ist die Muttermilchmenge im 1. Lebenshalbjahr - trotz Beratung durch eine Hebamme, Stillberaterin oder durch einen Arzt - nicht groß genug, steigen viele Mütter auf die sogenannte ☞„Zwiemilch-

Ernährung" (Muttermilch plus Flasche) um. In diesem Fall wird ausschließlich PRE-Nahrung verwendet!

Als Muttermilchersatz haben PRE-Nahrungen gegenüber anderen Säuglingsmilchnahrungen den Vorteil, dass das Kind sich daran nicht „überessen" kann. Es darf davon trinken, so viel es will! PRE-Nahrungen sind somit in den ersten 6 Lebensmonaten unumstritten der beste Muttermilchersatz.

PRE-Nahrungen im Handel

Adapta initial (Galactina-Hero) [3)]
Aletemil Pre (Nestlé) [1)]
Aponti Pre (Aponti) [1)]
Aptamil Pre (Milupa) [1) 2) 3)]
Beba Start Pre (Nestlé) [1) 2) 3)]
Hipp Pre Bio-Anfangsmilch (Hipp) [1) 2) 3)]
Humana Pre (Humana) [1) 2)]
Humana 1 Bio (Galactina-Hero) [3)]
Milumil Pre (Milupa) [1)]
Lactana Bio-Säuglingsmilchnahrung Pre (Töpfer) [1)]
Pre Milasan (Milasan) [1)]

1) in Deutschland erhältlich
2) in Österreich erhältlich
3) in der Schweiz erhältlich

Nur wenn das Kind in den ersten 6 Monaten durch PRE-Nahrung alleine nicht mehr satt wird (also sich die Mahlzeitenhäufigkeit zu sehr erhöht), ist es sinnvoll, auf 1er-Nahrung umzusteigen. Prinzipiell könnten Sie auch im 2. Lebenshalbjahr PRE-Nahrung als Muttermilchersatz füttern, allerdings soll sie - ab dem 7. Monat durch Beikost ergänzt werden.

1er-Nahrungen

1er-Nahrungen gehören auch zu den Anfangsnahrungen. Sie sind der Muttermilch weniger ähnlich als PRE-Nahrungen und im Eiweißanteil meist nicht mehr so angeglichen. Somit sind 1er-Nahrungen als Muttermilchersatz die zweitbeste Wahl.
1er-Nahrungen enthalten neben Milchzucker auch kleinere Mengen Maltodextrin oder ☞glutenfreie Stärke (Maisstärke oder Reisstärke). Der Säugling kann aber in den ersten 4 Lebensmonaten keine nen-

nenswerten Mengen an Stärke verdauen. Die Stärke bleibt gleichsam im Bauch liegen und macht müde. Dieser „Vorteil" lässt Babys vereinzelt die Nacht durchschlafen - allerdings aus Überforderung! Eine zu frühe Gabe von stärkehaltiger Nahrung kann auch Blähungen, Bauchkoliken und Unruhe zur Folge haben.

Laut Empfehlungen der Ernährungskommission der Österr. Gesellschaft für Kinderheilkunde sollen 1er-Nahrungen daher erst ab dem 5. bis 7. Monat angeboten werden. Sie sind als Anfangsnahrung nach den ersten Monaten, in denen gestillt oder PRE-Nahrung gegeben wurde, geeignet. Viele Mütter greifen vorzeitig zu einer 1er-Nahrung, weil sie glauben, dass die dünnflüssigere PRE-Nahrung den Säugling nicht genug sättige. Beachten Sie jedoch: Muttermilch ist ebenso dünnflüssig wie PRE-Nahrung! Durch den hohen Herstellungsaufwand sind PRE-Nahrungen manchmal teurer als 1er-Nahrung.

1er-Nahrungen auf dem Markt

Adapta 1 (Galactina-Hero) [3)]
Aletemil 1 (Nestlé) [1)]
Aponti 1 (Aponti)* [1)]
Aptamil 1 (Milupa) [1) 2) 3)]
Beba 1 (Nestlé) [1) 2) 3)]
Bebivita Dauermilch 1 (Somalon)* [1)]
Babybio 1 (Vitagermine)* [1)]
Babylove (dm-Eigenmarke)1* [1) 2)]
Bio-Säuglingsmilchnahrung 1- bio (Holle bzw. Sunval)* [1) 2) 3)]
Hipp 1 Bio-Anfangsmilch (Hipp) [1) 2) 3)]
Hipp 1 (Hipp) [1) 2) 3)]
Humana 1 (Humana)* [1) 2)]
Humana 2 Bio (Galactina-Hero) [3)]
Humana baby-fit 1 (Humana)* [1)]
Lactana Bio-Säuglingsmilchnahrung 1 (Töpfer)* [1)]
Lasana (Humana Milchunion)* [1) 2)]
Milasan 1 (Milasan) [1)]
Milumil 1 (Milupa)* [1) 2)]
Milumil 1 Bio (Milupa) [3)]
Novalac 1 (Zambon) - [nur in Apotheken 1) 2)]

*Diese Nahrungen enthalten neben Milchzucker (Laktose) und Stärke noch andere Zuckerarten (z.B. ☞Maltodextrin), welche für die Ernährung des Kindes nicht erforderlich sind und das Kariesrisiko unnötig erhöhen. Humana baby-fit enthält außerdem Banane - bei Fructoseintoleranz ist diese Nahrung nicht geeignet. Wir empfehlen sie auch frühestens, wenn laut Ihrem ☞Beikostplan Banane bereits gegeben wurde.

1) in Deutschland erhältlich
2) in Österreich erhältlich
3) in der Schweiz erhältlich

Durch den Zusatz von Stärke oder Maltodextrin schmecken 1er-Nahrungen anders und enthalten etwas mehr Energie (Kalorien) als PRE-Nahrungen. Sie dürfen deshalb nicht mehr „nach dem Wunsch des Kindes" gegeben werden. Falls Ihr Kinderarzt nichts anderes angeordnet hat, beachten Sie bitte die Angaben auf der jeweiligen Säuglingsmilchpackung.

Manche Säuglingsnahrungen enthalten ☞prebiotische oder ☞probiotische Zusätze. Prebiotische Substanzen, wie z.B. die Oligosaccharide der Muttermilch, „füttern" die guten Darmbakterien. Im Darm von Stillkindern finden sich daher viele Milchsäurebakterien, z.B. verschiedene Bifidusbakterien oder Lactobacilluskulturen. Diese machen Krankheitserregern Konkurrenz und schützen den Darm daher z.B. vor Durchfällen. Außerdem scheinen sie auf das Immunsystem zu wirken und könnten bei der Vermeidung von Allergien eine Rolle spielen.
Der Zusatz von prebiotischen Stoffen zur Säuglingsnahrung erscheint daher sinnvoll und sollte nach Möglichkeit der Muttermilch angeglichen sein, damit die Darmflora sich der von gestillten Kindern annähert.
Probiotische Säuglingsnahrungen enthalten bereits Kulturen von bestimmten Bifidusstämmen oder Lactobacillen. Ähnliche Kulturen werden in probiotischen Joghurts verwendet. Die Zugabe von Probiotika zur Säuglingsnahrung ist nicht unumstritten, da nur spezielle Stämme zugesetzt werden, sodass nicht die Vielfalt an „guten" Bakterien wie in der Darmflora von gestillten Kindern erreicht wird. Noch gibt es zu wenig Wissen über die Auswirkungen dieser Zusätze. Untersuchungen eines Stammes lassen auch keine Rückschlüsse auf andere Kulturen zu, also muss noch viel geforscht werden. Studien zeigen jedoch sehr klar, dass durch die Zugabe von bestimmten probiotischen Kulturen die Häufigkeit von Durchfall bei Kindern reduziert werden kann. Verbindliche Sicherheits- und Qualitätskriterien für probiotische Säuglingsnahrungen wären wünschenswert, fehlen jedoch bislang. Außerdem hat sich noch kein kinderärztliches Fachgremium einhellig für probiotische Säuglingsnahrungen ausgesprochen, deshalb liegt noch keine offizielle Empfehlung vor.

Soja-Nahrungen

Produkte auf Sojabasis enthalten in der Regel weder Kuhmilch noch Milchzucker, daher werden Soja-Nahrungen bei ☞laktosefreier Ernährung (z.B. bei ☞Galactosämie) verwendet. Glucose bzw. Maltodextrin steht bei Soja-Nahrungen an erster Stelle in der ☞Zutatenliste, d.h. diese Zuckerarten sind mengenmäßig am meisten darin enthalten. Zur normalen Ernährung des Säuglings sollen Soja-Nahrungen nicht eingesetzt werden. Sie sind jedoch „die einzige pflanzliche Alternative", wenn nicht gestillt wird und die Eltern auf einer rein pflanzlichen Ernährung ihres Kindes bestehen. Denn im Gegensatz zu herkömmlicher ☞Sojamilch und zu sonstigen alternativen Ersatznahrungen werden Soja-Nahrungen mit Calcium und anderen für den Säugling wichtigen Bestandteilen ergänzt.

1er-Nahrungen auf Sojabasis

Adapta Bio-Soja (Galactina-Hero) [3)]
Humana SL (Humana) [1) 2)]
Lactopriv (Töpfer) [1) 2)]
Milupa SOM (Milupa) [1) 2) 3)]
ProSorbee (Mead Johnson) [1)]
Sojagen plus (Granovita) [1)]

1) in Deutschland erhältlich
2) in Österreich erhältlich
3) in der Schweiz erhältlich

In Amerika wurden Sojaprodukte vor einigen Jahren aus Angst vor Kuhmilchallergien bevorzugt. Man kann jedoch auf Soja ebenso leicht allergisch reagieren wie auf Kuhmilch bzw. reagieren Kuhmilchallergiker häufig auch auf Soja. Durch die Beliebtheit von Säuglingsnahrung auf Sojabasis hat sich in Amerika die Anzahl der ☞Soja-Allergiker sprunghaft erhöht.
Doch nicht nur die hohe Allergiehäufigkeit spricht gegen Sojamilch als Basis in der Säuglingsernährung. Überdies ist Soja häufig gentechnisch verändert, weshalb biologischen Nahrungen der Vorzug zu geben ist. Für Säuglinge erscheint hier doppelte Vorsicht angebracht, denn Langzeitstudien über die Auswirkung von gentechnisch veränderter Nahrung auf den Menschen fehlen bislang.

2er-Nahrungen

Um das vorzeitige Zufüttern von tierischer Milch im 2. Lebenshalbjahr zu verhindern und eine kostengünstigere Nahrung anbieten zu können, bringt die Industrie 2er-Nahrungen auf den Markt. Sie sind als Folgenahrungen gedacht und dürfen erst ab dem 5. Monat gegeben werden, wenn bereits 2 ☞Beikostmahlzeiten fixer Bestandteil der täglichen Kost sind. Denn 2er-Nahrungen können als alleinige Nahrung den Nährstoffbedarf Ihres Kindes nicht decken. Beginnt man vorzeitig (schon im 5. Monat statt mit etwa einem halben Jahr) mit Beikost und führt jeden Monat eine Beikostmahlzeit ein, ergibt sich der früheste Beginn für 2er-Nahrung mit dem 7. Monat.
Das enthaltene Milchpulver ist auf den Gehalt an ☞Schadstoffen kontrolliert und unterliegt den gleichen hygienischen Anforderungen wie Anfangsnahrung. Im Mineralstoff- und Vitamingehalt ist es zwar der Muttermilch angepasst und die Eiweißmenge ist im Vergleich zu unverdünnter Kuhmilch verringert, aber die Eiweißzusammensetzung ist der Muttermilch nicht mehr angeglichen (☞adaptiert)!
Es wird zum Verzicht auf Folgenahrungen geraten und dazu, stattdessen bis zum Ende des 1. Lebensjahres PRE- oder 1er-Nahrungen zu verwenden. Beim Umstieg auf Familienkost können anschließend im 2. Lebensjahr pasteurisierte Kuhmilchprodukte (Vollmilch, Joghurt) angeboten werden. Diese Vorgangsweise macht 2er-Nahrungen (und auch 3er-Nahrungen) gänzlich unnötig. Vielfach wird trotzdem darauf gewechselt, weil diese kostengünstiger sind und im Gegensatz zu Anfangsnahrungen beworben werden dürfen.

Handelsübliche Folgenahrungen

Adapta 2 (Galactina-Hero) [3)]
Aletemil 2 plus (Nestlé)* [1)]
Aponti 2 (Aponti)* [1)]
Aptamil 2 (Milupa) [1) 2) 3)]
Beba 2 (Nestlé) [1) 2) 3)]
Bebivita Folge-Milchnahrung 2 (Somalon)* [1)]
Babybio 2 (Vitagermine)* [1)]
Babylove 2 (dm-Eigenmarke)* [1) 2)]
Hipp 2 Bio-Folgemilch (Hipp) [1) 2) 3)]
Hipp 2 $^{+}$ (Hipp) [1) 2)]
Holle Bio-Folgemilch 2 (Holle)* [1) 2) 3)]
Humana Folgemilch 2 (Humana)* [1) 2)]

Humana 3 Bio (Galactina-Hero) 3)
Lactana Bio-Folgemilch 2 (Töpfer)* 1)
Lasana 2 (Humana Milchunion)* 1)2)
Milasan 2 (Milasan) 1)
Milumil 2 (Milupa)* 1) 2) 3)
Milumil 2 kristallzuckerfrei (Milupa)* 1)
Novalac 2 (Zambon)- nur in Apotheken 1) 2)
Sunval Bio-Folgemilch 2 (Sunval)* 1)
Bio Säuglingsnahrung
auf Ziegenmilchbasis (Holle)*- 1) in Apotheken 2)
Bio Säuglingsnahrung auf Ziegenmilchbasis (Sunval)* 1)

*Diese Nahrungen enthalten neben Milchzucker (Laktose) und Stärke noch andere Zuckerarten (z.B. ☞Maltodextrin), welche für die Ernährung des Kindes nicht erforderlich sind, den Geschmack auf süß prägen und das Kariesrisiko unnötig erhöhen.

Handelsübliche 2er-Nahrungen mit Frucht- oder Gemüsezusätzen

Adapta Frutiva (Galactina-Hero) 3)
Adapta Veguva (Galactina-Hero) 3)
Adapta Vegumine (Galactina-Hero) 3)
Humana baby-fit 2 (Humana)* 1)
Milumil mit Karotten (Milupa) 2)
Milumil Leguma (Milupa) 3)

* Diese Nahrungen können Fruchtzucker enthalten. Vorsicht bei Fructoseintoleranz!

1) in Deutschland erhältlich
2) in Österreich erhältlich
3) in der Schweiz erhältlich

Durch den höheren Stärkeanteil sind 2er-Nahrungen sämiger, aber natürlich auch energiereicher als 1er-Nahrungen. Halten Sie sich bezüglich der Tagesmenge und der Dosierung an die Empfehlungen auf der Packung bzw. an die Angaben Ihres Kinderarztes! Das Kind kann sich sonst überessen und mehr als nur „Babyspeck" aufbauen. Neben einer größeren Menge an Stärke ist bei manchen Nahrungen auch herkömmlicher ☞Zucker oder ☞Traubenzucker zugesetzt. Die meisten Hersteller verzichten freiwillig darauf, die gesetzlich erlaubte Menge zuzufügen. Auch wenn die Mengen an Zucker gering erscheinen (ca. 1 g Zucker pro 100 ml), würde Ihr Kind bei einer Trinkmenge von 3 Fläschchen zu je 250 ml überflüssigerweise 1 TL Zucker pro

Tag zu sich nehmen! Das prägt den Geschmack des Kindes auf süß, liefert unnötige Kalorien und erhöht das Kariesrisiko! Wenn Sie 2er-Nahrungen verwenden wollen, wählen Sie bitte möglichst solche, die nur ☞Milchzucker und Stärke enthalten.

3er-Nahrungen

Mittlerweile sind auch 3er-Nahrungen erhältlich, die von den Herstellern ab dem 8. Monat bis ins Kleinkindalter empfohlen werden. Wie der Einsatz von 2er-Nahrungen ist auch die Verwendung von 3er-Nahrungen, der sogenannten Kleinkindmilch, überflüssig. Mit Ende des 1. Lebensjahres erfolgt allmählich die Umstellung auf eine kindgerechte Familienkost, die alle wichtigen Lebensmittel, z.B. Milchprodukte, enthält und keine Spezialprodukte erforderlich macht.

HA-Nahrungen bei erhöhtem Allergierisiko

Beim ☞Zufüttern in den ersten Lebenstagen bzw. wenn ein erhöhtes ☞Allergierisiko besteht und nicht gestillt werden kann, muss eine sogenannte HA-Nahrung gegeben werden. Wenn in der Familie jedoch keine allergische Erkrankung vorliegt, wird als Säuglingsnahrung ☞PRE- oder ☞1er-Nahrung empfohlen.
HA-Nahrung steht für „hypoallergene", also „weniger allergieauslösende" Nahrung. Das darin enthaltene Eiweiß ist so stark zerkleinert, dass es der Darm des Kindes meist nicht als artfremd erkennt, sondern wie vorverdaut aufnimmt. Die HA-Nahrung ist ein hoch verarbeitetes Produkt, das größtmöglichen - aber nicht 100-prozentigen! - Schutz vor Allergien bietet. HA-Nahrungen sind also zur Vorbeugung von Allergien geeignet, nicht jedoch zur Therapie einer schon bestehenden ☞Kuhmilchallergie. Diese Nahrungen schmecken etwas bitter, werden aber in der Regel von Säuglingen akzeptiert, die vorher keinen anderen Geschmack kennengelernt haben.

HA-Anfangsnahrungen im Handel

Adapta HA 1 (Galactina-Hero) [3)]
Aletemil HA 1 (Nestlé) [1)]
Aponti HA (Aponti) [1)]
Aptamil HA Pre (Milupa) [2) 3)]
Aptamil HA 1 (Milupa) [1) 2) 3)]

Beba Start HA Pre (Nestlé) 1) 2) 3)
Beba HA 1 (Nestlé) 1) 2) 3)
Hipp HA Pre (Hipp) 2) 3)
Hipp HA 1 (Hipp) 1) 2) 3)
Humana HA 1 (Humana) 1) 2)
Humana HA 1 (Galactina-Hero) 3)
Lactana HA (Töpfer) 1)
Milasan HA 1 (Milasan) 1)
Milumil HA Pre (Milupa) 2)
Milumil HA 1 (Milupa) 1) 2) 3)

HA 2er-Nahrungen auf dem Markt

Adapta HA 2 (Galactina-Hero) 3)
Aletemil HA 2 (Nestlé) 1)
Aptamil HA 2 (Milupa) 1) 2) 3)
Beba HA 2 (Nestlé) 1) 2) 3)
Hipp HA 2 (Hipp) 1) 2) 3)
Humana HA 2 (Humana) 1) 2)
Humana HA 2 (Galactina-Hero) 3)
Milasan HA 2 (Milasan) 1)
Milumil HA 2 (Milupa) 1) 2) 3)

1) in Deutschland erhältlich
2) in Österreich erhältlich
3) in der Schweiz erhältlich

Eine aktuelle deutsche Studie zeigt, dass HA-Nahrungen, die im 1. Lebenshalbjahr gegeben werden, einen besseren Schutz vor Allergien bieten als herkömmliche Säuglingsmilchnahrung (1er, 2er). Nur wenn Eltern bzw. Geschwister Neurodermitis hatten, war der schützende Effekt der HA-Nahrungen in der Studie nicht nachzuweisen. Ob zwischen dem 6. und 12. Lebensmonat ein Schutzeffekt besteht, ist kaum untersucht.

Verwenden Sie bei erhöhtem Allergierisiko zumindest in den ersten 6 Monaten HA-Milch für Ihr Kind. Wenn Eltern oder Geschwister bereits eine Kuhmilchallergie haben, ist es ratsam, im gesamten 1. Lebensjahr HA-Nahrung zu geben bzw. Getreidebreie mit HA-Nahrung zuzubereiten, falls nicht gestillt werden kann! (☞Kapitel „8. Monat: Getreide-(Mutter)milch-Brei“)

Bei „leichtem" Allergierisiko (z.B. Heuschnupfen einer Großmutter) ist das Geben von HA-Nahrungen nach dem 6. Monat vermutlich übertriebene Vorsicht.

In der Praxis tauchte immer wieder die Frage auf, ob man auf HA-Nahrung zurückwechseln sollte, wenn bereits eine herkömmliche Säuglingsnahrung angeboten wurde, obwohl erhöhtes Allergierisiko bestand. Zeigen sich ☞allergische Symptome, so muss unbedingt der Kinderarzt konsultiert werden! Er muss feststellen, ob eine ☞Kuhmilchallergie vorliegt, und dann die nötigen Schritte veranlassen. Wenn hingegen ☞Kuhmilch als Säuglingsmilchnahrung, als Breibestandteil oder im Gläschen bereits seit mehreren Tagen oder Wochen gut vertragen wurde, können diese Lebensmittel im Speiseplan beibehalten werden.

Spezialnahrungen

Es gibt eine ganze Reihe Spezialnahrungen, die bei besonderen medizinischen Gegebenheiten Einsatz finden. Sie sollen oder müssen vom Arzt verschrieben werden und sind zum Teil nur in der Apotheke erhältlich. Eventuell übernimmt Ihre Krankenkasse die anfallenden Mehrkosten. Spezialnahrungen sollten Sie immer vorsorgend einkaufen!

Frühgeborenen-Nahrungen

Werden Kinder zu früh geboren, muss auf ihr noch unreifes Verdauungssystem und auf ihren speziellen Nährstoffbedarf Rücksicht genommen werden. Daher benötigen sie in manchen Fällen Spezialnahrungen für ☞Frühgeborene. Auf dem Markt erhältlich sind Aptamil Prematil und Aptamil Prematil HA (Milupa), Beba Frühgeborenennahrung (Nestlé) und in der Schweiz Pre Adapta HA (Galactina-Hero). Die Zusammensetzungen sind unterschiedlich, lassen Sie sich (in der Klinik bzw.) von Ihrem Arzt beraten.

AR-Nahrungen bei häufigem Aufstoßen

Sowohl beim gestillten Säugling als auch beim flaschengefütterten Kind sind Spucken und Aufstoßen in gewissem Umfang normal. Spucken Kinder dauernd größere Mengen, kann es daran liegen, dass zu viel auf einmal und zu schnell gefüttert wurde oder dass nicht genügend ☞aufgestoßen wurde. Verteilen Sie in dem Fall die Nahrung auf 5-8 Mahlzeiten pro Tag. Geben Sie entsprechend kleinere Mengen, machen Sie Pausen und dicken Sie evtl. die Säuglingsmilch laut ärztlicher Anweisung mit etwas Reisschleim an. Während oder nach der Mahlzeit soll der Kopf des Kindes hochgelagert werden. Erhält das Kind schon Beikost, kann der Beikostbrei mit Reisflocken etwas eingedickt werden. Bieten Sie dann aber zwischen den Mahlzeiten Wasser zum Trinken an.

Der Kinderarzt muss das Kind genauer untersuchen, wenn diese einfachen Maßnahmen nichts nützen. Eventuell wird er eine spezielle „Antireflux"-Nahrung und vereinzelt sogar eine medikamentöse Therapie verordnen. Im Handel sind Aptamil AR (1), in Österreich und der Schweiz auch Aptamil AR 2 (Milupa) erhältlich bzw. die Nahrung Novalac S (Zambon) in österreichischen und deutschen Apotheken. In der Schweiz erhält man außerdem Adapta Digest (Galactina-Hero). Von der Fa. Humana existiert in Deutschland und Österreich die Nahrung Humana baby-fit, die bei Gewichtsverlust und Spucken eingesetzt werden kann. Aptamil AR 2 und Humana baby-fit enthalten jedoch Zucker. Außerdem ist in Humana baby-fit Banane enthalten, die bei Fructoseintoleranz gemieden werden muss.
In Apotheken erhältlich ist auch das Verdickungsmittel Nestargel von der Fa. Nestlé, das hauptsächlich aus Johannisbrotkernmehl besteht und Milchnahrungen zugefügt werden kann, sodass man eine Antirefluxnahrung erhält.

AR-Nahrungen sollen nur nach Verordnung und unter ärztlicher Beobachtung gegeben werden! Für Kinder mit erhöhtem ☞Allergierisiko sind AR-Nahrungen nicht unbedingt geeignet, da sie herkömmliches, nicht hydrolysiertes Milchpulver und vereinzelt Johannisbrotkernmehl bzw. Banane enthalten.
AR-Nahrungen entsprechen insgesamt nicht den Anforderungen an eine herkömmliche Säuglingsmilchnahrung, weshalb sie nur für kurze Zeit gegeben werden sollen!

Nahrungen und Maßnahmen bei Durchfall

Bei gestillten Säuglingen ist häufiger, dünnflüssiger, leicht säuerlich riechender Stuhl normal. Von Durchfall spricht man, wenn das Kind mehrmals am Tag ungewohnt dünnflüssigen, übel riechenden Stuhlgang hat. Ursache einer Durchfallerkrankung sind meist Bakterien, die durch mangelnde Hygiene bei der Zubereitung von Flaschennahrung oder Beikost in die Nahrung des Säuglings gelangt sind und giftige Stoffe gebildet haben.

Im Säuglingsalter ist schwerer oder lang anhaltender Durchfall eine lebensbedrohliche Gefahr für das Kind. Seinem Körper geht viel Wasser verloren, es verliert an Gewicht, und das Gleichgewicht der Mineralstoffe im Körper wird gestört. Daher sollten Sie bei Durchfall unbedingt rasch den Kinderarzt aufsuchen! Beachten Sie immer die Anordnung des Arztes!

Je nach Schweregrad der Durchfallerkrankung sind unterschiedliche Maßnahmen erforderlich.
Bei leichtem Durchfall (0-5 % Gewichtsverlust) kann vom Arzt Reisschleim mit Karotten (z.B. ORS 200 der Fa. Hipp) verordnet werden. Gestillte Säuglinge sollen weiterhin gestillt werden. Bekommt das Kind eine Flaschennahrung, ist diese nach Anleitung des Arztes (!) dünnflüssiger anzumischen bzw. auf eine Durchfall-Spezialnahrung zu wechseln. Im Handel erhältlich sind: Humana HN (mit Banane) mit verschiedenen Zusätzen, Aptamil HN25 (mit Karotten) oder in Deutschland Beba sensitive. Letztere ist auch bei erhöhtem Allergierisiko geeignet. In der Schweiz und Österreich sind weiters die Nahrungen „al 110" (laktosefreie Durchfallsnahrung) und Beba Special (mit Bifidus), eine HA-Nahrung von der Fa. Nestlé, auf dem Markt. Nur in deutschen und österreichischen Apotheken erhalten Sie zudem die Spezialnahrung Novalac D.

Achten Sie auf Hygiene bei der Zubereitung der Nahrung, und verwenden Sie nur abgekochtes Wasser!

Bei mittelschwerem Durchfall (5-10 % Gewichtsverlust) kann das Kind in den meisten Fällen weitergestillt werden. Damit das Kind die erlittenen Wasser- und Mineralstoffverluste wieder ausgleichen kann, werden vom Arzt zusätzlich Elektrolyt-Lösungen gegeben. Im Beikostalter kann eine Beikostpause von etwa 8-12 Stunden angeordnet werden, damit sich der Darm regenerieren kann.
Bei schwerem Durchfall (über 10 % Gewichtsverlust) besteht akute Gefahr für das Kind, und der Arzt muss die notwendigen Speziallösungen verabreichen und evtl. eine Nahrungspause verordnen. Erkundigen

Sie sich bei Ihrer Hebamme oder Stillberaterin, wie diese Phase beim gestillten Kind überbrückt werden kann.
Nach der Akutphase der Durchfallerkrankung darf als Beikost anfangs nur fettfreie Nahrung gegeben werden. Es ist wichtig, den Kostaufbau unter Anleitung des Kinderarztes durchzuführen, damit das Verdauungssystem nicht überfordert wird.

Nahrungen bei Blähungen und Verstopfung

Leidet das flaschengefütterte Kind sehr unter Blähungen oder unter Verdauungsproblemen (Verstopfung), kann der Kinderarzt zu einer Spezialnahrung raten. Die erhältlichen Nahrungen sind im Fettgehalt verändert, sodass der Stuhl weicher wird und sich nach ca. 2 Wochen normalisiert.
Auf dem Markt finden Sie in Deutschland Beba sensitive (Fa. Nestlé), das auch bei Allergiegefährdung eingesetzt werden kann, und in Österreich und in der Schweiz von Milupa Comformil / Aptamil Confort 1 bzw. Comformil / Aptamil Confort 2. Es handelt sich dabei jedoch in der Zusammensetzung nicht um herkömmliche Anfangs- oder Folgenahrungen laut EU-Richtlinie und sie sollten daher ausschließlich auf ärztliches Anraten und unter ärztlicher Betreuung gegeben werden. Als diätetische Lebensmittel wären diese Nahrungen, ähnlich wie AR-Nahrungen, besser in der Apotheke aufgehoben. Dort sind in Österreich und Deutschland die Nahrungen Novalac BK (bei Blähungen und Koliken) bzw. Novalac V (bei Verstopfung) erhältlich.

Semi-Elementar-Nahrungen bei Kuhmilchallergie

Reagiert Ihr Kind auf die Gabe von Säuglingsmilchnahrungen oder Kuhmilchprodukten mit Hautausschlägen oder Verdauungsstörungen, muss vom Kinderarzt bzw. einem Allergologen geklärt werden, ob eine ☞Kuhmilchallergie vorliegt.
In diesem Fall sind weder PRE- noch HA-Nahrungen geeignet. Wenn nicht gestillt (bzw. relaktiert werden kann) und die stillende Mutter ganz auf Kuhmilchprodukte verzichtet, müssen sogenannte Semi-Elementar-Nahrungen verschrieben werden. Unter Relaktation versteht man das erneute Ankurbeln des Stillens mit Unterstützung einer Stillberaterin und des ☞Brusternährungssets nach dem völligen (bzw. teilweisen) Abstillen. Die Kosten der Semielementarnahrungen werden evtl. von der Krankenkasse getragen. Im Handel sind als sol-

che Alfare (Fa. Nestlé), Pregomin (Fa. Milupa), in Deutschland auch Nutramigen und Pregestimil (Mead Johnson) und in der Schweiz Damira (Galactina-Hero) erhältlich.
Sie können mehr als 95 % der allergischen Reaktionen verhindern. Leider schmecken sie sehr bitter und werden ungesüßt nicht akzeptiert. Daher werden Semi-Elementar-Nahrungen zumindest mit Vielfachzucker gesüßt. Prophylac enthält zusätzlich herkömmlichen ☞Zucker und wird von der Ernährungskommission der Österr. Gesellschaft für Kinderheilkunde in den ersten 4 Monaten nicht empfohlen. Pregomin, das auf der Basis von ☞Soja und Kollagen produziert wird, enthält zugesetzte ☞Glucose (☞Kapitel „Mein Kind hat eine Kuhmilchallergie!?").

Nahrungen bei Stoffwechselerkrankungen

Es gibt eine ganze Reihe von Stoffwechselstörungen (☞Galactosämie, PKU etc.), die Spezialnahrungen und eine spezielle Beikostdiät erfordern. Lassen Sie zur Erkennung die altersentsprechenden Untersuchungen (☞Mutter-Kind-Pass, Gesundheitsbüchlein bzw. Kinder-Untersuchungsheft) vornehmen, und wenden Sie sich gegebenenfalls an die Selbsthilfeorganisationen (☞Adressverzeichnis)!
Auf alle diese seltenen Stoffwechselstörungen genauer einzugehen würde den Rahmen dieses Buches sprengen. Als Beispiel sei die Milchzuckerunverträglichkeit (Laktoseintoleranz) erwähnt. Normalerweise wird Milchzucker im Darm des Säuglings problemlos gespalten. Wenn dies von Geburt an nicht möglich ist, reagiert das Kind auf die Aufnahme von Milchzucker - egal ob aus Muttermilch oder einer Tiermilch - mit Durchfall und Erbrechen. Das Kind muss dann eine milchzuckerfreie Spezialnahrung oder eine ☞Soja-Nahrung erhalten. Alles, was Milchzucker enthält (z.B. Milch, Milchprodukte, Semmeln oder Brötchen, Backwaren, div. Medikamente), muss auf Dauer aus dem Speiseplan gestrichen werden (☞„laktosefrei").

Zubereitung von Säuglingsnahrungen

Dosieren Sie richtig!

Bei der Zubereitung von „Milchmahlzeiten" ist es wichtig, sich beim Dosieren der Säuglingsnahrung nach der Anleitung des jeweiligen Herstellers zu richten und bei ☞1er- und 2er-Nahrungen außerdem die empfohlenen Tagesmengen zu berücksichtigen! Tauchen Sie den Messlöffel locker in die Pulvernahrung ein, drücken Sie ihn nicht an den Rand und streifen Sie mit einem Messerrücken das lose Pulver ab. Viele Eltern glauben, dass sie ihrem Kind etwas Gutes tun, wenn sie noch einen Extralöffel Pulvernahrung dazugeben oder einen gehäuften Löffel statt eines glatt gestrichenen Messlöffels nehmen. Die Dosierungsangaben der Hersteller sind genau berechnet! Falsche Dosierung kann chronische ☞Verstopfung, ☞Blähungen oder ☞Durchfall hervorrufen.
Ihr Kind braucht verhältnismäßig viel Flüssigkeit, daher darf und soll die Nahrung so dünnflüssig sein wie Muttermilch! Zu hohe Dosierung des Pulvers kann zu „Überfütterung" führen. Nimmt Ihr Kind trotz korrekter Zubereitung der Milchnahrung zu stark zu, muss dies mit dem Kinderarzt besprochen werden!

Manchmal ändern Hersteller ihre Rezepturen und somit auch ihre Anleitungen. Damit es nicht zu bösen Überraschungen kommt, ist es ratsam, auf jeder neuen Packung nachzulesen, ob die Dosierungsanleitung gleich geblieben ist.
Noch ein Tipp: Sehr großkörniges Säuglingsmilchpulver lässt sich leichter lösen, ist aber unregelmäßiger bei der Dosierung. Gegen Ende der Packung werden die Pulverkörner deutlich kleiner, weil kleine Körnchen (besonders beim Schütteln) nach unten fallen, deshalb ist mehr Pulver im Messlöffel. Die zubereitete Milchnahrung ist dann ein wenig energiereicher als am Anfang der Packung.
Transportieren Sie deshalb Milchpulverpackungen verkehrt herum (mit dem „Kopf" nach unten). Vermeiden Sie es, die Packung heftig zu schütteln!

Säuglingsmilchnahrungen passen sich, im Gegensatz zu Muttermilch, nicht dem Durstempfinden Ihres Kindes an. Bieten Sie an sehr heißen Tagen oder bei fieberhafter Erkrankung des Kindes als zusätzlichen Durstlöscher in den ersten 6 Lebensmonaten abgekochtes Wasser an!

Hygiene hat Vorrang!

Der Darm des Säuglings hat nur eine geringe Fähigkeit, mit den unsichtbaren Kleinstlebewesen, den Bakterien, fertig zu werden. Manche dieser „Mini-Lebewesen" können Krankheiten und Darmbeschwerden (☞Durchfall) verursachen. Daher ist Hygiene bei der Zubereitung von Säuglingsnahrung besonders wichtig.

Bakterien gelangen durch unhygienisches Arbeiten in die Nahrung und vermehren sich rasant bei angenehm warmen Temperaturen. Wenn Sie beispielsweise die Säuglingsmilch mit einem von Ihnen in den Mund genommenen Löffel umrühren, können dadurch Krankheitserreger (z.B. bei Schnupfen und Heiserkeit, aber auch Karies) in ein bislang einwandfreies Fläschchen oder Gläschen kommen. Auf ideale Trinktemperatur erwärmt, finden sich darin bald unzählige dieser „Mini-Lebewesen". Dies kann für Ihr Kind gefährlich werden! Ähnlich riskant ist das ☞Wiedererwärmen von Säuglingsnahrung.
Die meisten Bakterien werden bei 60-85 °C (Pasteurisieren) abgetötet, manche aber erst durch Abkochen. Die gründliche Reinigung von Geräten und Händen verhindert, dass Krankheitserreger in die Nahrung gelangen. Beachten Sie deshalb bitte folgende Punkte!

• Das gesamte Geschirr, Fläschchen, ☞Schnuller, Sauger und Besteck nach Verwendung immer sofort von Milchresten säubern und in Wasser 5-10 Minuten auskochen oder im Sterilisator erhitzen! Hier gilt Ähnliches wie beim Abkochen von Trinkwasser.
Ab dem Krabbelalter ist das Abkochen nur mehr 1- bis 2-mal pro Woche notwendig, wenn sonst gründlich mit heißem Wasser gereinigt wird. Die Geräte werden bis zum nächsten Gebrauch mit einem sauberen Tuch abgedeckt. Glasflaschen können auch in der Spülmaschine gereinigt werden, allerdings können sich Spülmittelrückstände auf dem Glas befinden. Schwemmen Sie daher mit heißem Wasser nach.

• Keine alten, rissigen ☞Schnuller verwenden! Rissige Schnuller und Sauger sind ein hygienisches Risiko, denn in den feinen Rissen oder Bissstellen machen es sich Bakterien gern bequem. Deshalb sollen Sauger und Schnuller alle 1-2 Monate erneuert werden.

• In der Küche und im Kühlschrank ist Sauberkeit eine generelle Voraussetzung. Bedenken Sie, dass von verfaulten oder verschimmelten Lebensmitteln Bakterien oder Schimmelpilze (auch durch die Luft) auf die Babykost „überwandern" und beim Kind zu Verdauungsbeschwerden führen können.

• Reinigen Sie vor jeder Mahlzeit gründlich die Hände, insbesondere wenn Sie auf Krankenbesuch, beim Arzt bzw. mit öffentlichen Verkehrsmitteln unterwegs waren. Handtücher, Geschirrtücher oder Wischtücher sind oftmals Brutstätten von Bakterien und sollten deshalb häufig gewechselt und bei 95 °C gewaschen werden.

Auf die Wasserqualität kommt es an!

Anfangs- und Folgenahrungen werden mit Wasser zubereitet. Täglich nimmt das Kind 400-900 ml Nahrung zu sich. Deshalb ist die Qualität des Wassers von großer Bedeutung. Wasser, das zur Zubereitung von Säuglingsnahrung verwendet wird, muss durch ☞Abkochen von eventuell vorhandenen Bakterien befreit werden. Beherzigen Sie folgende Richtlinien:

• Das Wasser muss immer frisch sein! Abgestandenes Wasser soll niemals verwendet werden. Lassen Sie das Wasser besonders am Morgen kurz laufen, bevor Sie es zur Zubereitung von Säuglingsnahrung verwenden. Sie können das „erste" Leitungswasser (Hahnenwasser) für anderes nutzen, z.B. zum Blumengießen oder Putzen.
Trinkwasser aus alten Bleirohren oder Wasser aus Kupferrohren, das einen pH-Wert von unter 7,3 hat und gleichzeitig sehr hart ist (Härtebereich 4 für Waschmittel oder dt. Härtegrad über 21), darf nicht für die Zubereitung von Säuglingsnahrung verwendet werden.

• Sie sollten Leitungswasser für die Zubereitung von Säuglingsnahrung nur benutzen, wenn der Nitratgehalt weniger als 30 mg pro Liter beträgt. Genaue, aktuelle Auskunft über Ihr Leitungswasser erhalten Sie beim zuständigen Wasserwerk.
Ab etwa 60 mg Nitrat - vor allem bei Konzentrationen von über 100 mg pro Liter - können Kinder an „Blausucht" (Methämoglobinämie) erkranken. Dabei verfärbt sich die Haut blau, und sie ersticken quasi „von innen". Denn Nitrat, das durch Auswaschung der Böden (z.B. nach Düngung) ins Grundwasser gelangen kann, bindet sich an die roten Blutkörperchen und verhindert den Sauerstofftransport im Blut. Säuglinge sind - speziell im 1. Lebenshalbjahr - sehr anfällig, weil das

Nitrat noch ungehindert in den Körper gelangt. Daher ist hier besondere Vorsicht geboten!

Wasser aus einem Hausbrunnen kann unerwünscht viel Nitrat enthalten und beim Säugling evtl. „Blausucht" auslösen! Verwenden Sie Wasser aus Hausbrunnen nur, wenn dieses hygienisch einwandfrei ist, regelmäßig auf den Nitratgehalt hin kontrolliert wird und weniger als 30 mg Nitrat pro Liter enthält.

Entspricht Ihr Leitungswasser nicht diesen Voraussetzungen, dann sollten Sie abgekochtes, „babytaugliches" Mineralwasser verwenden. Viele natürliche Mineralwässer entsprechen aufgrund ihrer Zusammensetzung den gesetzlichen Anforderungen und tragen die Bezeichnung „geeignet für die Zubereitung von Säuglingsnahrung".

In Österreich sind die bekanntesten Marken Frankenmarkter, Silberquelle, Gasteiner, Römerquelle und Vöslauer, in der Schweiz zählen dazu Evian, Fontessa Elm, Henniez bleue, Volvic, Vittel „Bonne Source". Eine neue Liste der deutschen Mineralwässer, die der neuen deutschen Verordnung entsprechen, erhalten Sie beim Verband deutscher Mineralbrunnen (☞Adressverzeichnis).
Durch das Abkochen wird Mineralwasser, egal ob „prickelnd" oder „mild", ganz frei von Kohlensäure, die für Säuglinge nicht geeignet ist. Sie entweicht beim Erhitzen. In der Babyabteilung mancher Supermärkte sind auch andere spezielle Tafelwässer erhältlich. Meist sind sie teurer, aber nicht unbedingt besser als die „babytauglichen" Markenmineralwässer.

Für die Zubereitung von Säuglingsnahrung dürfen in Österreich folgende Höchstwerte an Mineralstoffen im verwendeten Mineralwasser nicht überschritten werden:

Natrium	<	20 mg/l	Jodid	<	0,1 mg/l
Kalium	<	10 mg/l	Sulfat	<	240 mg/l
Calcium	<	175 mg/l	Nitrat	<	10 mg/l
Magnesium	<	50 mg/l	Nitrit	<	0,02 mg/l
Fluorid	<	1,5 mg/l	Hydrogencarbonat	<	550 mg/l
Chlorid	<	50 mg/l			

Quelle: Österreichische Mineralwasserverordnung: „Geeignet für die Zubereitung von Säuglingsnahrung", 1999.

Frisch zubereiten, statt nochmals erwärmen!

Säuglingsnahrungen sollen entsprechend der Anleitung auf der Packung immer frisch und heiß zubereitet werden. In die Flasche wird zuerst ein Teil heißes Wasser, dann das Pulver, dann der Rest des Wassers gegeben. Dieser Vorgang verhindert allzu starke Schaumbildung (☞Blähungen). Achten Sie darauf, die fertige Nahrung immer im kalten Wasserbad oder unter Fließwasser auf Körpertemperatur abkühlen zu lassen, damit sich Ihr Kind nicht daran verbrennt. Kontrollieren Sie die Temperatur der noch einmal geschwenkten Flasche durch Prüfen einiger Tropfen auf Ihrem Handgelenk.

Nachts wollen übermüdete Eltern gerne die Zubereitungszeit verkürzen. Statt frisch zuzubereiten, verwenden manche dann einfach lauwarmes Leitungswasser. Dies ist aus hygienischen Gründen nicht empfehlenswert! Eine mögliche Alternative wäre es, das Wasser „auf Vorrat" abzukochen und in eine saubere, nur für diesen Zweck verwendete Thermoskanne zu geben. Allerdings muss diese dicht genug sein, damit das Wasser nicht vorzeitig auskühlt. Üblicherweise wird die entsprechende Menge Nahrungspulver vor dem Zubettgehen abgemessen und schon in die Flasche gegeben. Um das Pulver gut aufzulösen, muss dann kräftig geschüttelt werden. Dadurch entsteht relativ viel Schaum, der bei empfindlichen Kindern zu ☞Blähungen führen kann.

Das komplette Zubereiten der Milchnahrung vorab und das darauf folgende Wiedererwärmen wird generell nicht empfohlen! Es soll insbesondere bei empfindlichen oder kranken Kindern tunlichst vermieden werden, da Säuglingsmilchnahrung ein wunderbarer Nährboden für viele Bakterien ist. In der Praxis wird das Vorab-Zubereiten der Nahrung in Ausnahmefällen jedoch angewendet. Dann sind folgende Vorsichtsmaßnahmen unbedingt einzuhalten, sonst können ☞Blähungen oder ☞Durchfall die Folge sein:

- Achten Sie bei der Zubereitung auf alle zuvor beschriebenen Hygienemaßnahmen!

- Kühlen Sie die zubereitete Milchnahrung rasch unter fließendem kalten Wasser, und bewahren Sie die verschlossene Flasche sofort im Kühlschrank bei maximal 4 °C auf! Im Kühlschrank gibt es unterschiedlich kalte Zonen. Stellen Sie die Flasche unten an die hintere Wand. Der Platz in der Tür ist „relativ warm", wenn der Kühlschrank öfters geöffnet wird.

• Bewahren Sie die fertige Nahrung maximal für 8 Stunden auf!

• Erwärmen Sie bei Gebrauch nur auf Handwärme, damit die empfindlichen Vitamine nicht allzu sehr in Mitleidenschaft gezogen werden! Beim Erwärmen können Sie sowohl Wasserbad, Fläschchenwärmer als auch ☞Mikrowelle verwenden. Die Mikrowelle arbeitet rasch, vitaminschonend und ohne typischen Aufwärmgeschmack. Dabei soll die Milch im Fläschchen ohne Sauger erwärmt werden. Der große Nachteil der Mikrowelle besteht vor allem in der ungleichmäßigen Erwärmung. „Hitzenester" können Verbrennungen verursachen, während Bakterien sich in „Kältenestern" ungestört vermehren können. Das Wasserbad ist daher sicherer.

Das Kind kann sich an den heißen „Nestern" in der mikrowellenerwärmten Nahrung verbrennen. Schwenken Sie die Flasche, kontrollieren Sie die Temperatur, wärmen Sie evtl. nach und kontrollieren Sie nach dem Schütteln nochmals die Temperatur!

Häufige Fragen zur Flaschenkost

Was muss ich bei Probepackungen beachten?

Früher wurden Mütter bei der Geburt mit Probepackungen für Anfangsnahrung eingedeckt und dadurch oft vom Stillen abgehalten. Heute ist diese Praktik aufgrund einer EU-Richtlinie ohne ausdrückliche Zustimmung der Mutter verboten. In Entbindungsstationen werden jetzt stattdessen Anforderungskarten für diverse Werbegeschenke verteilt. Wenn Sie Ihre Adresse für Werbezwecke hergeben, achten Sie bitte darauf, was man Ihnen zusendet.
Meistens werden Gratisproben der nicht empfehlenswerten 2er-Nahrungen versandt. Wir haben erfahren, dass manche Mütter von allergiegefährdeten Kindern Proben normaler 2er-Nahrung erhielten, obwohl sie das Allergierisiko Ihres Kindes bekannt gaben.

Außerdem erzählte uns eine Mutter, dass sie zuckerhältige 2er-Nahrungsproben erhielt, ohne dass dies auf dem Päckchen vermerkt war. Schließen Sie daher immer vom Inhalt der Großpackung auf die Zusammensetzung einer Probe!

Kann ich zu einer anderen Marke wechseln?

Säuglingsnahrungen derselben Gruppe (☞PRE-, 1er- oder 2er-Nahrung) sind einander relativ ähnlich. Wenn Ihr Kind eine Marke weniger zu mögen scheint, können Sie einen Wechsel versuchen. Manchmal ist dies von Erfolg gekrönt. Umgekehrt kann ein Wechsel von der gewohnten Marke zu einer anderen möglicherweise eine schlechtere Verträglichkeit mit sich bringen.

Mein Kind verweigert die Flasche!?

Manchen Kindern fällt der Umstieg auf eine neue Nahrung, die in solch ungewohnter „Verpackung" angeboten wird, schwer. Ein Zwischenschritt beim ☞Abstillen könnte darin bestehen, dass Sie die gewohnte Muttermilch ☞abpumpen und in der Flasche anbieten, bevor Sie auf Säuglingsnahrung umsteigen.

Wenn Ihr Kind die Flasche verweigert, kann das ebenso an der ungewohnten Form des Saugers liegen. Haben Sie Ihr Kind lange gestillt, können Sie die Milchnahrung auch direkt aus der Tasse bzw. Lerntasse anbieten und die Phase der Flaschenfütterung überspringen.

Mein Kind braucht die Flasche zum Einschlafen!?

Manchmal werden Babys mit einer Milch- oder Saftflasche ins Bett gelegt, damit sie besser einschlafen. Diese Vorgangsweise ist auf Dauer sehr schädlich. Denn Kinder, die dauernuckeln, behalten die ganze Zeit über süße Nahrung (mit Milch-, Frucht- oder Haushaltszucker) in der Mundhöhle. Bakterien lieben diese süße Umgebung und siedeln sich gerne an den ungeschützten Milchzähnchen an. Gewöhnen Sie Ihr Kind am besten gar nicht daran, im Bett zu trinken! Lassen Sie ältere Babys zumindest einen Schluck Wasser nachtrinken (☞Zahnpflege), damit Karies nicht schon im Kleinkindalter überhand nimmt und der Zahnarztbesuch zum schmerzvollen Erlebnis wird.

Mein Kind verlangt nachts mehrmals die Flasche!?

In den ersten Monaten haben Kinder oft nachts Hunger, denn sie brauchen gleichmäßig über Tag und Nacht verteilt Energie für das intensive Wachstum. Bei plötzlichen Wachstumsschüben verlangen auch ältere Kinder nachts (wieder!) nach der Flasche. Vor allem wenn das Kind davor schon durchgeschlafen hat, ist das für Eltern eine große Belastung. Manche versuchen deshalb, die Zeit für die ☞Zubereitung möglichst kurz zu halten. Manchmal hilft es, abends einen energiereicheren ☞Getreidebrei zu geben.

Oft ist Durst der eigentliche Grund der Unruhe, besonders wenn die Luftfeuchtigkeit in geheizten oder sommerlich heißen Räumen zu niedrig ist. Feuchte Tücher, die im Raum über Nacht trocknen, schaffen Abhilfe. Manchmal lässt sich statt Milchnahrung problemlos abgekochtes Wasser oder ungesüßter Kräuter- oder Früchtetee in die Nachtflasche füllen. Im Sinne der späteren ☞Zahnpflege ist dieser Wechsel sinnvoll.

Mein Kind hat Verstopfung, was soll ich tun?

Wenn der Stuhl mehrere Tage ausbleibt, ist das bei ausschließlich gestillten Kindern nichts Ungewöhnliches. Ein gestilltes Kind kann „7-mal am Tag oder alle 7 Tage einmal" Stuhlgang haben. Und selbst davon gibt es noch Ausnahmen, die keine „Erkrankung" sein müssen. Im Flaschen- oder Beikostalter kann es zu Verstopfung und hartem Stuhl kommen, wenn die Aufnahme von Flüssigkeit zu gering ist.

Manche Mütter meinen es „zu gut" und geben bei der ☞Dosierung von Milchfertignahrungen zu viel Pulver in die Flasche. Auch übermäßiges Andicken der Milchnahrung mit Reisflocken kann Verstopfung verursachen.
Achten Sie auf die richtige Dosierung, und vermeiden Sie ☞stuhlfestigende Zutaten (Banane, Reis). Bieten Sie darüber hinaus und besonders bei erhöhtem Flüssigkeitsbedarf (bei großer Hitze, Fieber) genügend ☞Getränke an. Sollte sich daraufhin keine Verbesserung zeigen, so sprechen Sie bitte mit Ihrem Kinderarzt, er kann eine ☞Spezialnahrung gegen Blähungen und Verdauungsbeschwerden anraten.

Wie kann ich Blähungen vermeiden?

Leidet das flaschengefütterte Kind unter ☞Blähungen, sollten Sie darauf achten, dass das Kind nicht zu rasch trinkt. Lassen Sie immer ausreichend ☞aufstoßen (auch zwischendurch), und legen Sie vielleicht eine Pause ein, z.B. um das Kind zu wickeln.
Wenn sich Schaumreste in der Flasche befinden und das Kind diese am Ende der Mahlzeit mittrinkt, kann die verschluckte Luft Bauchdrücken verursachen. Oft schluckt das Kind auch dann Luft, wenn das Saugloch zu groß ist und die Nahrung bei umgedrehter Flasche herausläuft, statt tropft.
Manche Kinder vertragen die Zusammensetzung bestimmter Nahrungen nicht. Wechseln Sie evtl. die Marke, und fragen Sie, wenn die Blähungen andauern, unbedingt Ihren Kinderarzt um Rat, er kann eine ☞Spezialnahrung gegen Blähungen empfehlen!

Ab wann soll ich eine Lerntasse anbieten?

Das Trinken aus der Tasse hat den Vorteil, dass Kinder nicht ☞„dauernuckeln" können. Zwischen dem 6. und dem 8. Monat sind die meisten Kinder fähig, aus einer Tasse zu trinken, die für sie gehalten wird. Mit 12 Monaten gelingt es ihnen oft schon, eine Schnabeltasse selber zu halten und wie die Großen zu trinken. Die motorische Entwicklung ist jedoch von Kind zu Kind unterschiedlich. Gestehen Sie Ihrem Kind deshalb sein persönliches Tempo der Entwicklung zu. Es gewinnt Sicherheit daraus, langsam und seinem Rhythmus gemäß lernen zu dürfen. Viele Kinder trinken im 2. und 3. Lebensjahr noch gerne aus der Flasche, das Saugen bedeutet einen vertrauten Genuss. Bieten Sie in diesem Fall Tasse und Flasche im Wechsel an, bis Ihr Kind bereit ist, auf die Flasche zu verzichten.

Was soll ich tun, wenn mein Kind auf die Säuglingsmilchnahrung mit Erbrechen reagiert?

Vereinzelt vertragen Kinder industrielle Kuhmilch- oder Soja-Nahrung nicht, weil sie auf einzelne Zutaten empfindlich reagieren. Es kann zu mehrfachem, schwallartigem Erbrechen kommen. Fragen Sie Ihren Kinderarzt um Rat. Wenn das auch bei einer Spezialnahrung gegen Erbrechen der Fall ist, ist es notwendig, nochmals ärztliche Hilfe in Anspruch zu nehmen.

Beikost - neue Vielfalt

Als Beikost wird die Nahrung bezeichnet, die zu Muttermilch oder Säuglingsflaschennahrungen „beigefüttert" wird. Dabei spielt es keine Rolle, ob es sich um Getränke (Säfte, Tee) oder um Breie (aus Obst, Gemüse, Fleisch oder Getreideflocken) handelt.

Beikostbeginn

In den ersten 6 Lebensmonaten ist es relativ einfach, das Kind zu versorgen. Hunger und Durst werden ausschließlich durch Muttermilch oder Anfangsnahrungen gestillt. Ab dem 7. Lebensmonat sind die meisten Kinder von ihrer Entwicklung her so weit, dass sie breiige Nahrung mit der Zunge nach hinten transportieren und schlucken können. Vereinzelt sind schon die ersten Zähne durchgebrochen und die zusätzliche Aktivität des Kindes kann zu einem Mehrbedarf an Eiweiß, Mineralstoffen und Vitaminen führen, sodass der Beikostbeginn sinnvoll erscheint. Nun beginnt Ihr Kind langsam, den Löffel zu entdecken. Die Beikostphase bildet die Zwischenstufe zwischen ausschließlicher Milchnahrung und der Familienkost.

Vom richtigen Zeitpunkt

Beginnzeiten für die Beikost werden von Zeitschriften, Büchern, Freundinnen, älteren Verwandten, Ärzten und Herstellern von Säuglingsnahrung - kurz von allen Seiten - zur großen Verwirrung der Eltern unterschiedlich angegeben. Das liegt zum Teil daran, dass sich die wissenschaftlichen Erkenntnisse und daher auch die Empfehlungen der Kinderärzte in den letzten Jahrzehnten stark weiterentwickelt haben.
In den 60er Jahren, zu Zeiten unserer Mütter, war eine frühe Beikostgabe („ab der 6. Woche") notwendig, wenn nicht gestillt wurde, denn die damalige, industriell gefertigte Säuglingsmilchnahrung war in der Zusammensetzung der Vitamin- und Mineralstoffe noch sehr unausgewogen. Dadurch wurde der Darm der Säuglinge jedoch gänzlich überfordert.

Seit März 1999 soll eine EU-Verordnung die allzu frühe Beikostgabe verhindern. Es darf seither nur mehr Beikost angepriesen und verkauft werden, die für Säuglinge ab dem 5. Monat bestimmt ist. Leider findet sich auf den meisten Produkten im Regal der Aufdruck ☞„nach dem 4. Monat". Die große Ziffer 4 verleitet manche Eltern zu stark verfrühtem Kauf und Füttern von Beikost.

Noch vor wenigen Jahren lautete die übliche Empfehlung, mit der Beikost ab dem 5. Lebensmonat bzw. bei erhöhtem Allergierisiko ab dem 7. Lebensmonat zu beginnen. Denn erst mit Beginn des 5. Lebensmonats ist die Entwicklung des Darmes und der Nieren so weit vorangeschritten, dass die neuen Lebensmittelbestandteile gut verkraftet werden könnten. Doch spucken viele Kinder in diesem Alter die Beikost wieder aus, weil der Saugreflex noch überwiegt oder der Kau- und Beißimpuls noch nicht voll ausgebildet ist. Die Zunge kann breiige Speisen noch nicht zur Speiseröhre transportieren, ohne dass viel „daneben" landet. Daraus schließen Eltern oft, dass der Brei nicht geschmeckt habe, und sie probieren verfrüht und unnötigerweise eine Vielzahl von Lebensmitteln aus.

Für allergiegefährdete Säuglinge gilt schon länger, dass erst mit dem 7. Lebensmonat mit Beikost begonnen werden soll. Auch die La Leche Liga und andere Stillorganisationen sprechen von einem generellen Beikostbeginn ab einem halben Jahr. Dies ist vor allem bei gestillten Kindern praktisch, aber bei flaschengefütterten Kindern ebenfalls möglich. Seit 2001 empfiehlt die WHO einen Beikostbeginn **ab dem 7. Monat**, zu dem auch die Ernährungskommission der amerikanischen Kinderärzte seit längerem geraten hat.

Manchmal findet man noch die Empfehlung, vor dem 7. Lebensmonat Beikost anzubieten. Dies ist jedoch in den meisten Fällen nicht notwendig, kommt teuer und erhöht das ☞Allergierisiko!

Ihr Kind wird selber ab ca. einem halben Jahr den optimalen Beginn seines Beikostalters signalisieren. Wenn es wieder öfter gestillt werden will, aber Ihre Brust sich auch nach ein paar Tagen nicht darauf einstellt, könnte dies ein Zeichen für den Beikostbeginn sein. Dies gilt vor allem, wenn Ihr Kind Sie beim Essen aufmerksamer beobachtet, immer wieder in den Teller greift und beginnt, intensiver an allem zu kauen, was es in die Finger bekommt. Bei manchen Kindern ist dies schon im 6. Monat der Fall, bei anderen erst im 8. oder vereinzelt sogar noch später. Wenn Ihr Kind gestillt wird, gesund ist und gut

gedeiht, ist es problemlos möglich, zu seinem persönlichen Zeitpunkt mit der Beikost zu beginnen. Keinesfalls sollte Beikost in der Flasche angeboten werden, bevor das Kind von seiner Entwicklung her für Löffelkost bereit ist, außer dies wird vom Kinderarzt aufgrund des Gewichtsverlaufes angeraten.
Manchmal verlieren Kinder das Interesse an der Löffelkost, wenn Ihnen Beikost nicht zum entsprechenden Zeitpunkt angeboten wird. Probieren Sie daher ab dem 7. Lebensmonat immer wieder im Abstand von 1-5 Tagen die Löffelfütterung, wenn Ihr Kind den Löffel verweigert hat.

Behalten Sie die gewohnte Ernährungsweise bei, wenn das Kind gerade durch Krankheit, Zahnen etc. belastet ist!

Manche Kinder, die spät mit der Beikost beginnen wollen, sind sehr sensibel und tendieren zu Nahrungsmittelallergien. Sie vermeiden durch das lange Stillen einen zu frühen Kontakt mit Beikostlebensmitteln. Andere wiederum wollen keine Breie, sondern gleich am Familientisch mitessen. Sie lieben Fingerfood (Reiscracker ohne Salz, gekochte Kartoffeln oder Karotten, ein Stückchen Banane). Rezepte für den Umstieg auf Familienkost ab dem 11. Lebensmonat finden Sie auch in unserem Buch „Rezepte und Tipps für Babys Beikost“ (☞Weiterführende Literatur).

Selbst gekochte Beikost oder Gläschen?

Oft stellen Eltern die Frage, was besser ist, Beikost selber zuzubereiten oder Gläschen & Co. zu verwenden? Diese Frage ist nur aus der jeweiligen Situation zu beantworten.
Gläschen unterliegen strengeren gesetzlichen Vorschriften als herkömmliche Lebensmittel, denn Babykost wird zu den diätetischen Produkten gezählt. Sie weisen eine hohe, gleich bleibende Qualität der Zutaten auf und garantieren geringen Schadstoffgehalt. Allerdings sind oft unnötig viele Zutaten in den Gläschenprodukten, oft muss Öl extra zugegeben werden, dafür ist unerwünschterweise Zucker oder Salz beigefügt. Gläschen haben natürlich ihren Preis und vermehren den Hausmüll. Der zeitliche Aufwand für Einkauf und Zubereitung ist jedoch deutlich geringer, weshalb der Großteil der Mütter Gläschen verwendet. Frisch zubereitete Beikost bietet eine größere geschmackliche Vielfalt und mundet vielen Kindern am besten. Die gewünschte

Anzahl und Bandbreite an Lebensmitteln kann leicht reguliert werden, dies ist speziell bei erhöhtem Allergierisiko von Vorteil. Das hygienische Risiko beim Selberkochen sollte Sie nicht davon abhalten, für Ihr Kind schon im ersten Lebensjahr den Kochlöffel zu schwingen. Beachten Sie einfach die wichtigsten Hygienemaßnahmen in der Küche.

Breie selber zuzubereiten ist sinnvoll, wenn ...

... die verwendeten Lebensmittel tagesfrisch sind bzw. nur kurz im Kühlschrank gelagert wurden!

... die Lebensmittel wenig ☞Schadstoffe beinhalten, wie das beispielsweise bei Lebensmitteln ☞„aus biologischer Landwirtschaft" der Fall ist.

... Sie genau wissen, woher die verwendeten Zutaten kommen - z.B. vom eigenen Garten oder Bauernhof, in dem „biologisch" gewirtschaftet wird.

... wenig ☞Nitrat in Pflanzen enthalten ist, also weder Glashaus noch Abdeckfolie benutzt werden, nicht überdüngt und an sonnigen Tagen geerntet wird.

Einfache Beikostrezepte und Hinweise zur Zubereitung finden diejenigen, die selber Beikost kochen wollen, in unserem Buch „Rezepte und Tipps für Babys Beikost" (☞Weiterführende Literatur).
Vielen Müttern ist Selbstzubereiten zu aufwändig, vor allem wenn sie den Haushalt zu führen und ältere Kinder zu versorgen haben bzw. gleichzeitig berufstätig sind oder keine Tiefkühlmöglichkeit haben. Dann sind Gläschenbreie, deren Schadstoffgehalt genau kontrolliert wird, die beste Alternative.

Einkauf von Beikostnahrung

Angesichts der langen Regale für Babynahrung im Supermarkt sind viele Mütter verzweifelt. Der Einkauf von Säuglingsnahrung entpuppt sich immer mehr als „eine Wissenschaft für sich". Wir haben für Sie anhand der vielen, aktuellen Informationen über Gläschen & Co. einen geeigneten Beikostplan erstellt, der Ihnen den Einkauf erleichtern soll. Aufgrund eines sich ständig ändernden Marktes ist es für Sie - als „Gesundheitsdetektiv" Ihres Kindes - besonders wichtig, die Information auf den Packungen zu lesen. Was auf dem Etikett stehen muss bzw. darf, ist genau geregelt.

Zutatenliste

Zutaten werden in der Zutatenliste prinzipiell nach der enthaltenen Menge aufgelistet. Am Anfang stehen die Hauptzutaten, Gewürze etc. kommen am Schluss. Beginnt beispielsweise die Zutatenliste eines Instanttees mit ☞„Saccharose", dann enthält das Produkt als Hauptbestandteil ☞Zucker. Die Zutatenliste verrät, ob ungeeignete Inhaltsstoffe, wie Zitronensäure (in diversen Verdünnungssäften), oder unnötige Geschmacksgeber, wie Zimt und Vanille, enthalten sind. Auch Produkte mit unbestimmten Angaben, wie „Kräuter", sind im ersten Lebensjahr nicht ideal. Wird allgemein Stärke - ohne genauen Hinweis, woher diese stammt - angegeben, dann muss sie lt. EU-Gesetzgebung ☞„glutenfrei" sein.

Haltbarkeitsdatum

Das Ende der Haltbarkeit ist meist am Etikettenrand eingestanzt bzw. auf Packungen aufgedruckt. Säuglingsnahrung wird nicht durch Konservierungsmittel, sondern durch Erhitzen bzw. Trocknung haltbar gemacht. Durch Fehler bei der Produktion, Beschädigung beim Transport oder Öffnen durch andere Kunden im Supermarkt kann es zu vorzeitigem Verderb kommen. Es ist deshalb wichtig, beim Öffnen von Gläschen immer auf das Knacken des Sicherheitsverschlusses zu achten und vor dem Füttern an den Breien zumindest zu riechen.

Zeitangaben

Auf den Gläschen gibt es vom Hersteller empfohlene Beginnzeiten. Früher waren Angaben „ab der 9. Woche", „nach der 12. Woche" oder „ab dem 4. Monat" auf Gläschen und Packungen zu finden. Seit März 1999 darf Beikost vom Hersteller frühestens ab dem 5. Monat empfohlen werden.

„nach dem 4. Monat"

Aus Marketinggründen wurde nun die ehemalige Angabe „ab dem 4. Monat" in die Aufschrift „nach dem 4. Monat" umgewandelt. Bleibt zu hoffen, dass alle Mütter trotz großer Ziffer 4 auf dem Etikett realisieren, dass „nach dem 4. Monat" ab dem 5. Monat bedeutet. Die Empfehlung der WHO sieht den Beikostbeginn ab dem 7. Monat vor, also müssen zu allen Zeitangaben mindestens 2 Monate dazugerechnet werden!
Das Angebot an Gläschen mit dem Aufdruck „nach dem 4. Monat" ist am umfangreichsten. Dadurch entsteht leicht der Eindruck, als ob schon in diesem Monat alle Sorten ausprobiert werden müssten, obwohl im ersten Beikostmonat 3 bis 4 Gläschensorten völlig ausreichen.

„ab dem 6. Monat"

Beikost, die ☞Gluten enthält, darf erst „ab dem 6. Monat" angeboten werden. Dies gilt vor allem für die (entsprechenden) Getreidebreie bzw. Obstgläschen mit Getreide. Es gibt nur wenige Mittagsgläschen „ab dem 6. Monat", sodass es den Eltern überlassen bleibt, die richtige Wahl für die ersten Beikostmonate zu treffen.
Sie können im 8. Monat (und natürlich auch später) Produkte, die „nach dem 4. Monat" zugelassen sind, ebenso verwenden.

„ab dem 8. Monat"

Die Gläschen für diese Altersgruppe sind bereits etwas größer und beinhalten 220 g. Diese Breie sind etwas gröber als die fein pürierten Anfangsbreie. Manche Kinder mögen jedoch auch später noch ganz fein pürierte Breie.

„ab dem 12. Monat"

Ab dem 12. Monat sind spezielle Produkte nicht mehr notwendig, da Sie zu dem Zeitpunkt bereits auf Familienkost umstellen können und Ihr Kind keine Spezial-Mahlzeiten mehr braucht.

„A" wie Anfang

Gläschen der Firma Nestlé (Alete) weisen mit einem roten A freiwillig darauf hin, dass es sich um ein Anfangsprodukt mit nur wenigen Zutaten handelt. Auch das grüne A „für allergiebewusste Ernährung" der Firma Hipp kennzeichnet einfacher zusammengesetzte Gläschenprodukte. Beide sind Hilfestellungen, um die Fülle der Produkte für die ersten Wochen des ☞Beikostplanes vor allem beim allergiegefährdeten Säugling auf ein vernünftiges Maß einzugrenzen. Es ist trotzdem notwendig, das Etikett zu lesen und eine Auswahl zu treffen!

„aus kontrollierter Landwirtschaft"

Industrielle Säuglingsnahrung wird aus Zutaten erzeugt, deren Inhaltsstoffe und saubere Verarbeitung von unabhängigen Stellen genau kontrolliert werden. Alle Produkte müssen den strengen Gesetzesvorschriften für Säuglingsnahrung entsprechen.
Darüber hinaus sind viele Säuglingsprodukte mit dem Vermerk „aus kontrolliertem Anbau" bzw. „aus kontrollierter Landwirtschaft" gekennzeichnet. Das bedeutet, dass die einzelnen Firmen nur bei ihnen bekannten Vertragsbauern kaufen, deren Anbauweise von den Firmen selbst (!) kontrolliert wird. Da es keine gesetzlichen Bestimmungen über diese Kontrollen gibt, ist der Zusatz „aus kontrolliertem Anbau" oder „aus kontrollierter Landwirtschaft" wenig aussagekräftig.

„aus biologischer Landwirtschaft"

Anders verhält es sich bei Produkten „aus biologischem Anbau" bzw. „aus biologischer Landwirtschaft". Sie werden gemäß der europäischen Öko-Verordnung erzeugt und unterliegen der Kontrolle von unabhängigen Prüfstellen. Chemische Unkraut- und Schädlingsbekämpfungsmittel dürfen nicht eingesetzt werden. Es ist nur spezielle Düngung und artgerechte Tierhaltung erlaubt. In der Regel gehören die Vertragsbauern auch eigenständigen BIO-Verbänden (z.B. Bioland, Demeter) an und werden von diesen zusätzlich kontrolliert.

Bestimmte exotische Obstsorten (z.B. Ananas, Guave oder Mango) sind in BIO-Qualität nur zu hohen Preisen oder nicht in den von der Industrie benötigten Mengen erhältlich. Deshalb sind manche Produkte nur teilweise aus biologischen Zutaten (mindestens zu 75 %). Der restliche Teil stammt aus „kontrolliertem Anbau" oder ist zugekaufte Ware, die den gesetzlichen Anforderungen für Säuglingsnahrung entspricht.

Wer „ganz BIO" kaufen will, sollte auf die BIO-Qualität aller Lebensmittel-Zutaten (in der Zutatenliste mit Stern bzw. Fußnote angegeben) achten. Als Gütesiegel gibt es in Deutschland, Österreich und der Schweiz das BIO-Kontrollzeichen, das staatliche BIO-Siegel, das EU-BIO-Zeichen bzw. die BIO-Knospe, wenn mindestens 95 % der Zutaten „BIO" sind.
In Österreich gilt die Herkunftbestimmung: Sind mehr als 70 % der Zutaten BIO-Zutaten aus Österreich, ist das rote Austria-BIO-Kontrollzeichen angebracht. In der Schweiz müssen 90 % der Zutaten aus der Schweiz stammen, um die BIO-Suisse-Knospe zu erlangen.

Herstellereigene BIO-Zeichen, die in bunten Farben vorne auf dem Etikett der Gläschen prangen können, bezeichnen manchmal auch Produkte, die zu einem geringeren Anteil (nur zu etwa 75 % statt zu 95 %) aus BIO-Zutaten bestehen.

„mit Eisen angereichert"

Eisen ist ein wichtiger Bestandteil der roten Blutkörperchen, die den Sauerstoff im Körper transportieren. Babys wachsen sehr rasch - im 1. Jahr verdreifachen sie ihr Gewicht - und müssen deshalb vermehrt Blut bilden. Im Gegensatz zum Erwachsenen, der seine Blutmenge nur erhalten muss, ist der Eisenbedarf des Säuglings relativ hoch. Gleichzeitig können aber noch nicht so große Mengen an Nahrung gegessen werden.
Säuglingsmilchnahrungen, Babybreie und -säfte sind deshalb in vielen Fällen mit ☞Eisen angereichert. Vor allem bei ☞vegetarisch ernährten Säuglingen sind „mit Eisen angereicherte" Produkte eine wichtige Eisenquelle. Übrigens: In Muttermilch ist Eisen in einer sehr gut verfügbaren Form enthalten.

„glutenfrei"

In den ersten 6 Monaten muss jede Säuglingsnahrung glutenfrei sein. Als Gluten wird das Klebereiweiß des Brotgetreides bezeichnet.

Normalerweise ist Gluten harmlos und wird wie anderes Eiweiß einfach verdaut.
Von 1000 Kindern haben bis zu 4 die Veranlagung, Gluten nicht zu vertragen. Die Glutenunverträglichkeit bezeichnet man als ☞Zöliakie. Bei unentdeckt fortschreitender Erkrankung wird ein Großteil des Darmes zerstört und die lebenswichtigen Bausteine aus der Nahrung können kaum mehr aufgenommen werden. Die betroffenen Kinder sind stark unterversorgt und magern bei vollem Bauch ab. Bei Zöliakie muss glutenhaltiges Getreide lebenslang vermieden werden, um den Darm zu entlasten.

Glutenfrei sind Reis, Mais oder Kartoffeln. Auch Hirse, Buchweizen, Maroni (Esskastanien) und die südamerikanischen Beilagen Quinoa („Perureis") und Amaranth („Inkaweizen") enthalten kein Gluten.
Gluten ist in Stärke, Getreideflocken, Grieß und Mehl aus Weizen, Roggen, Dinkel, Grünkern, Emmer, Gerste bzw. Hafer zu finden. Glutenhaltig sind dementsprechend auch Brot und Backwaren (Kekse, Kuchen u. ä.).

Zöliakie ist erblich bedingt und tritt relativ selten auf. Im 1. Lebenshalbjahr ist der Darm des Kindes jedoch so sensibel, dass die Folgen „im Fall des Falles" sehr schwerwiegend, ja sogar lebensgefährlich sein können. Daher sollten bis zum Ende des 6. Monats allen Kindern nur glutenfreie Getreidebreie und Gläschen angeboten werden.
Anhand des Beikostplanes wird in der Regel spätestens im 9. Monat mit glutenhaltigen Zutaten begonnen. Sollte das Kind nach diesem Zeitpunkt einen Blähbauch bekommen und gleichzeitig Gewicht verlieren, ist der Verdacht auf Zöliakie beim Kinderarzt anzusprechen. Nur wenn das Kind erblich mit Zöliakie vorbelastet ist und deswegen unter kinderärztlicher Kontrolle steht, kann ein längeres Hinauszögern von glutenhaltiger Kost sinnvoll sein. Je älter das Kind ist, desto weniger ausgeprägt und augenfällig sind die Symptome. Als Folge eines Hinauszögerns ohne ärztliches Augenmerk könnte die Zöliakie lange unentdeckt bleiben. Deshalb kann nicht empfohlen werden, Gluten im gesamten 1. Lebensjahr zu meiden.
Langes Stillen dürfte vor Zöliakie geringfügig schützen. Es macht also Sinn, Ihr Kind noch im 9. Monat bei Einführung von glutenhaltiger Beikost zu stillen. Nähere Informationen erhalten Sie bei den Zöliakie-Organisationen im jeweiligen Land (☞Adressverzeichnis).

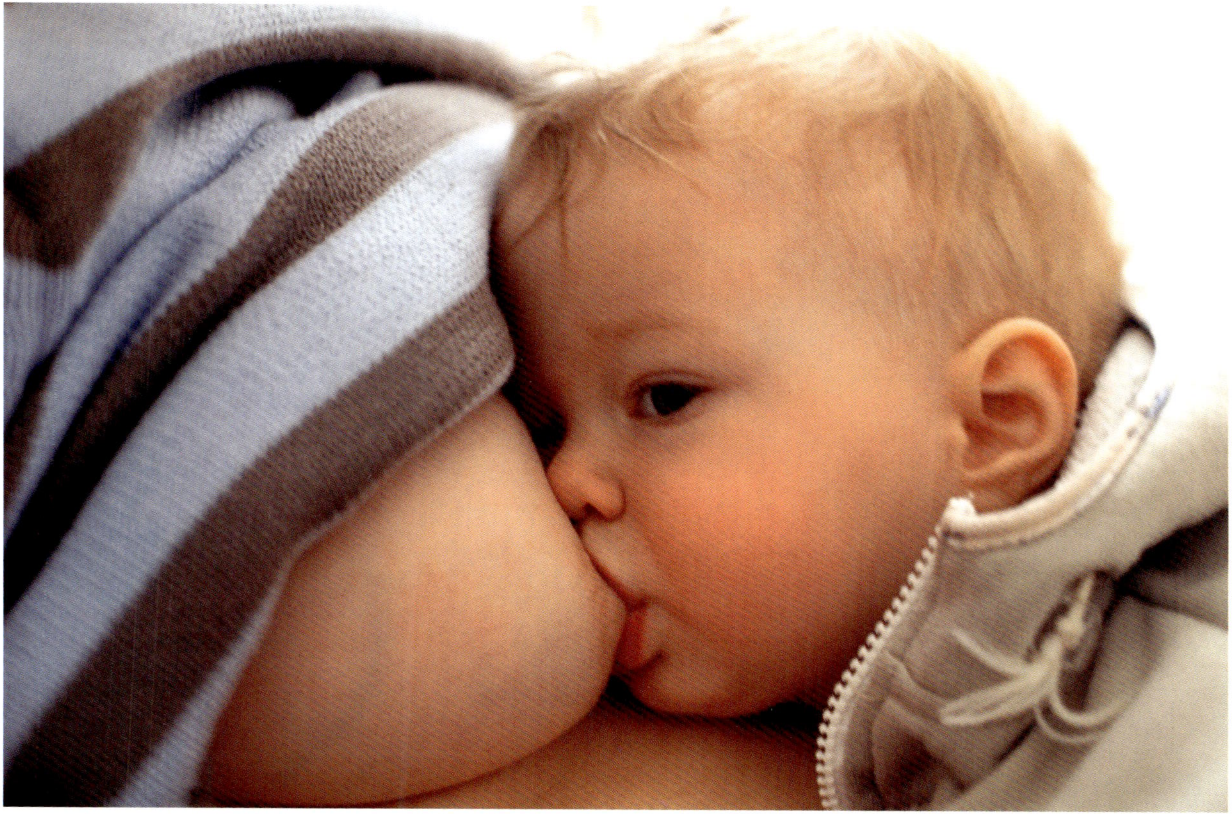

Foto: KarlGrabherr.com

Richtiges ☞Anlegen des Stillkindes: Die Lippen müssen ausgestülpt sein, damit möglichst der gesamte Warzenvorhof im Mund des Babys liegt. So können ☞Stillprobleme vermieden werden.

MAHLZEITENFAHRPLAN

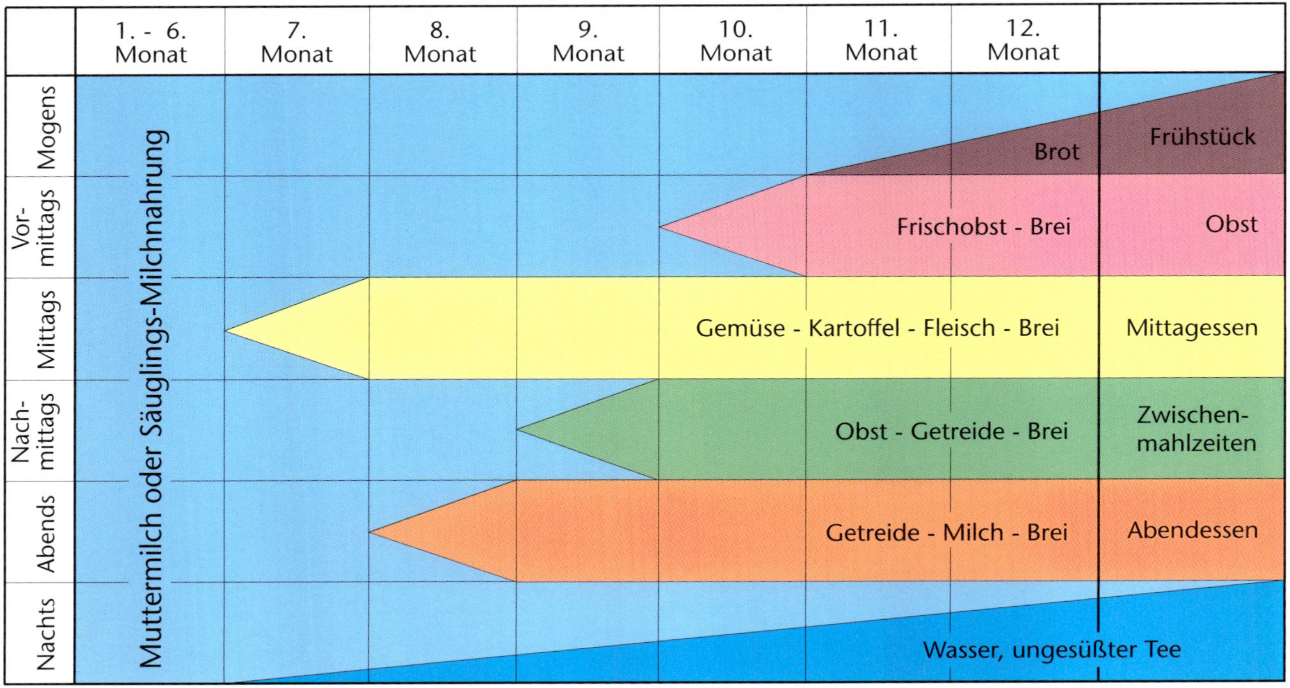

„nur Laktose enthalten"

Laktose (Milchzucker) ist das Kohlenhydrat der Muttermilch schlechthin und schmeckt nur schwach süßlich. Säuglinge können Milchzucker gut verwerten. „Nur Laktose enthalten" verweist darauf, dass keine anderen Zuckerarten (☞Saccharose, Glucose, Fructose) enthalten sind.

„laktosefrei"

Es mag als Widerspruch zum oben Erwähnten erscheinen, dass es auch die Bezeichnung „laktosefrei" gibt. Dazu muss man wissen, dass Kinder vereinzelt an Milchzucker-Unverträglichkeit leiden. Diese Kinder vertragen daher weder Muttermilch noch andere Süßmilchprodukte. Sie müssen laktosefreie ☞Spezialnahrungen oder ☞Soja-Nahrungen bekommen. Milchprodukte müssen noch im Kleinkindalter gänzlich aus dem Speiseplan gestrichen werden, manchmal sind Sauermilchprodukte verträglich. Nähere Informationen zur milchfreien Ernährung erhalten Sie bei den diversen Selbsthilfegruppen (☞Adressverzeichnis).

„stuhlauflockernd - stuhlfestigend - stuhlregulierend"

Diese Angaben auf den Gläschen basieren auf Erfahrungswerten und treffen nicht bei allen Kindern gleichermaßen zu. Manche Kinder neigen mit Beikostbeginn zu ☞Verstopfung, da sowohl Karotten als auch Reis eher stuhlfestigend wirken. Bananen, Heidelbeeren und Breie mit Kakao bzw. Schokolade (welche ohnehin nicht empfohlen werden) wirken ebenfalls eher „stopfend". Vermeiden Sie diese Lebensmittel, und versuchen Sie stattdessen verstärkt, stuhlauflockernde Lebensmittel (z.B. Äpfel, Birnen) in den Speiseplan einzubauen. Manchmal ist auch der Zusatz „stuhlregulierend" auf Gläschen vermerkt. Solche Gläschen enthalten meist Vollkorn oder verschiedene Gemüsesorten.

Vergessen Sie beim Füttern von Beikost nicht, etwas zu trinken anzubieten. Halten Sie bei jeder Mahlzeit Wasser oder ungesüßten Kräuter- oder Früchtetee als ☞Getränk bereit, sofern nicht dazu gestillt wird. Wenn das Kind Getränke verweigert, kann kurzfristig die Breikost dünner zubereitet werden. Klären Sie die weitere Vorgangsweise bei ☞Verstopfung oder ☞Durchfall auf jeden Fall mit Ihrem Kinderarzt!

„ohne Salzzusatz" - „niedriger Natriumgehalt"

Im 1. Lebensjahr sollte Säuglingsnahrung - egal ob Gläschen oder Selbstgekochtes - möglichst salzfrei sein. Kochsalz wird auf dem Etikett manchmal als Natriumchlorid (NaCl) angegeben. Es enthält Natrium, das in größeren Mengen die Nieren des Kindes belastet. In sehr geringen Mengen ist Natrium auch natürlicher Bestandteil von Gemüse und Getreide und daher selbst in Gläschen „ohne Salzzusatz" enthalten. Salz wird zugesetzt, um die Breie dem Geschmack der probierenden Eltern anzupassen. Doch bedenken Sie, dass Säuglinge dreimal so geschmacksempfindlich wie Erwachsene sind und die Lebensmittel dementsprechend intensiver wahrnehmen.
Bevorzugen Sie salzfreie Fleisch- und Gemüsegläschen und würzen Sie nicht nach, auch wenn die Beikost für Sie nicht schmackhaft ist! Das Salz, das evtl. aus konzentrierter Fleischzubereitung indirekt in den Fleischbrei gelangt, ist nicht ideal. Gemeinsam mit der Milchnahrung bzw. der Muttermilch deckt es aber auch den Bedarf an Jod).

„Zucker" - „Maltose" - „Honig"

Babys haben den Geschmack von „Süßem" instinktiv gern - ist doch vieles, was bitter, scharf oder salzig schmeckt, für Kleinkinder schädlich. Muttermilch selbst ist schwach süßlich. In Obst und Gemüse ist „natürlicher" Zucker enthalten. Viele Eltern achten bereits kritisch darauf, Fertigbreie und Gläschenkost ☞„ohne Zuckerzusatz" einzukaufen. Doch es gibt viele Arten von Zucker, die in Säuglingsnahrungen zugesetzt sein können. Man erkennt Zuckerarten in der ☞Zutatenliste an der „chemischen" Endung „-ose". Hier ein Überblick über die verschiedenen Zuckerarten und ihre Bezeichnungen:

Saccharose

Haushaltszucker ist ein isolierter Doppelzucker (bestehend aus Trauben- und Fruchtzucker), der im Handel als Kristallzucker, Würfelzucker, brauner Zucker, Kandiszucker, Vollzucker oder Rohrzucker erhältlich ist. Haushaltszucker soll im 1. Lebensjahr gänzlich vermieden werden. Produkte ohne „Haushaltszucker " können durch die Aufschrift „saccharosefrei" oder „ohne Kristallzuckerzusatz" gekennzeichnet sein.

Glucose

Traubenzucker (Glukose, Glucosesirup) kommt von Natur aus in Früchten (z.B. Weintrauben) vor und ist daher in Obstbreien enthalten. Produkte aus säuerlichen Obstsorten (z.B. aus Äpfeln) enthalten meist zugesetzte Fruchtsüße in Form von Fruchtsaft bzw. -konzentrat, um nicht zu sauer zu sein. Diese Breie schmecken manchmal nicht ganz so süß wie herkömmlich gesüßte Breie. In einigen Obstgläschen verstecken sich jedoch größere Mengen an Obstsaftkonzentrat, Reis und Wasser. Wählen Sie Gläschen, die nur schwach süßlich sind. Getreidefertigbreien zugesetzter, „isolierter" Traubenzucker ist jedenfalls unnötig.

Fructose

Auch Fruchtzucker (Fruktose) kommt in Obst vor. Fruchtzucker in Gläschen stammt zwar in der Regel aus natürlicher Quelle (z.B. aus Äpfeln oder Birnen), wirkt jedoch ebenfalls kariesfördernd. Auch Fruchtsirup oder -dicksaft ist reich an Fructose. Will man Gläschen verwenden, lassen sich Birnendicksaft & Co. nur schwer vermeiden, beim Selberkochen schon.

Maltose

Malzzucker (Maltose) ist schwach süßlich und entsteht aus der Stärke von gekeimtem und getrocknetem Getreide (Malz). Die „Süße aus dem Getreide" kann auch bis zu 20 % in Maltodextrin enthalten sein. Maltodextrin ist ein Mehrfachzucker aus Stärke, der kaum süß schmeckt, jedoch ebenfalls kariesfördernd wirkt und daher mit Vorsicht zu genießen ist.

Honig

Honig - oft fälschlicherweise als „gesunder Zucker" eingeschätzt - wird in der Säuglingsernährung ebenso wenig empfohlen wie Zucker. Honig ist eine dicke Zuckerlösung und besteht ca. zu 80 % aus Zucker (Glucose plus Fructose) und zu 20 % aus Wasser. Oft wird mit dem Vitamingehalt von Honig geworben. Von Vitaminen sind jedoch nur geringe Spuren vorhanden. Sie müssten etwa 30 kg Honig essen, um z.B. Ihren Tagesbedarf an Vitamin B_1 zu decken. Honig zählt also nicht zu den „Vitaminlieferanten".

Für die Zähne ist Honig sogar schädlicher als Zucker, weil er an ihnen besser haften bleibt. Denken Sie bei älteren Kindern ans Zähneputzen (☞„zahnschonend")!
Honig kann - selten, aber doch - Botulismuskeime enthalten, die schwerste Vergiftungen bei Säuglingen auslösen. Experten warnen deshalb vor einem Verzehr im 1. Lebensjahr.

„ohne Kristallzucker" - „ohne Zuckerzusatz"

Diese Aufschriften täuschen manchmal darüber hinweg, dass Traubenzucker (Glucose) oder Sirup zugefügt wird. Achten Sie genauer auf das Etikett! Jedes zusätzliche Würzen mit Zucker ist überflüssig und prägt das Kind auf starken Süßgeschmack - es wird sozusagen zum „Süßhunger" erzogen. Aufgrund gesüßter Säuglingsprodukte, nachgezuckerter Breie und zu früh gegebener Süßigkeiten haben viele Kinder kariesbefallene Milchzähne und neigen zu Übergewicht.

Leider kann man immer wieder beobachten, dass manche Mütter ihren Kindern schon im 1. Lebensjahr Eis, Schokoladenkekse, Lollis und Zuckerln (Bonbons) geben. Dabei kommt es weniger auf einmalige Gaben (z.B. Geburtstagskuchen aus dem Rezeptbuch „Rezepte und Tipps für Babys Beikost" ☞Weiterführende Literatur) als auf mehrmals wöchentlich begangene „Sünden" (Zuckerln oder Bonbons im Geschäft, Mitbringsel von Verwandten) an. Hier wird des „Guten" zu viel getan - aber sicher nicht im Sinne der Gesundheit des Kindes! Meiden Sie deshalb nach Möglichkeit Limonaden und Fertigprodukte (z.B. Kekse, Biskotten, Milchschnitten), die viel Zucker enthalten. Achten Sie außerdem schon ab dem ersten ☞Zahn auf die Zahnpflege!

Gewarnt sei vor der althergebrachten Methode, das Kind mit einem in Zucker oder Honig getunkten ☞Schnuller zu beruhigen.
Zucker-, Honig- oder Mohnschnuller („Mohnzuz") bzw. in alkoholische Getränke getunkte Schnuller sind folgenschwere Beruhigungsmittel! Kindern werden dadurch frühzeitig die Süchte der Erwachsenen anerzogen und Karies ist vorprogrammiert.

Ist es bei Säuglingsmilchnahrungen, Gläschen oder Breien noch relativ einfach, auf Zucker zu verzichten, wird dies im Kindergartenalter zunehmend schwieriger. Näheres dazu auch im Buch „Essen und Trinken im Kleinkindalter" (☞Weiterführende Literatur).

Süßstoffe sind im Säuglingsalter nicht geeignet. Verwenden Sie lieber Obstmus zum Süßen!

„zahnschonend"

Zuckerhaltige Getränke (z.B. gesüßter Tee oder Instanttee) können schon an Kinderzähnen schmerzhafte Karies verursachen. Um das zu vermeiden, gibt es im Handel ☞Babytees mit der Aufschrift „zahnschonend". Ihnen darf kein Kristallzucker zugesetzt sein, Spuren an Kohlenhydraten und Zuckerarten aus natürlicher Quelle (z.B. aus Pflanzenextrakten) dürfen hingegen enthalten sein.
Sobald das Kind Zähne bekommt (meist nach etwa einem halben Jahr), ist es doppelt wichtig, auf Nahrung ☞„ohne Zuckerzusatz" zu achten. Selbst schwach süßliche Getränke (Säuglingsmilchnahrung, stark verdünnter ☞Obstsaft) können zahnschädigend sein, wenn sie längere Zeit in der Mundhöhle bleiben. Bieten Sie deshalb möglichst bald eine ☞Lerntasse an, um zu verhindern, dass das Kind „dauernuckelt" oder mit der Flasche im Mund einschläft.
Im 1. Lebensjahr sollten die Zähne zweimal täglich noch ohne Zahnpasta mit einer weichen Kinderzahnbürste gereinigt werden. Nähere Informationen dazu erhalten Sie bei Ihrem Zahnarzt.

Tipps für die Beikost-Praxis

Bevor Sie mit der Beikost beginnen, sollten Sie noch folgende - oftmals für die Sicherheit Ihres Kindes wichtige - Hinweise durchlesen:

Auswahl des Löffels

Zum Füttern eignen sich erfahrungsgemäß Plastiklöffel, die relativ schmal und flach geformt sind. Mit langstieligen und biegfesten Löffeln lassen sich außerdem Gläschenbreie beim Erwärmen umrühren. Vermeiden Sie breite Löffel mit scharfen Kanten. Diese können zu Verletzungen im Mundwinkel führen!

Vorsorgend einkaufen

Bitte achten Sie rechtzeitig - speziell, wenn Sie zum Einkaufen oder auf Ausflügen längere Zeit unterwegs sind - auf ausreichende Versorgung mit geeigneten ☞Getränken und mit einfacher Beikost, um Engpässe zu vermeiden.
Auf Reisen ins Ausland (Griechenland, Italien, Türkei etc.) ist die Mitnahme von Nahrung zumindest für die ersten Reisetage empfehlenswert, besonders wenn man nicht ortskundig ist. Manchmal sind Gläschen nur in der Apotheke auf Vorbestellung zu bekommen. Erkundigen Sie sich vorab, ob im Reiseland vergleichbare Nahrung erhältlich ist, und nehmen Sie anderenfalls Nahrung für den gesamten Urlaub mit.
Ist das Kind ☞allergiegefährdet oder werden ☞Spezialnahrungen benötigt, sollte auch bei einem eventuellen Krankenhausaufenthalt für die richtige Nahrung vorgesorgt sein.

Aufbewahren von Gläschen

Original verschlossen sind Gläschen ungekühlt haltbar. Sie sollten jedoch nicht im prallen Sonnenlicht oder über der Heizung aufbewahrt werden. Gläschen, denen nur ein Teil der Nahrung entnommen wurde, ohne dass sie insgesamt erwärmt wurden, können im Kühlschrank 1-2 Tage verschlossen(!) aufbewahrt werden. Geben Sie den benötigten Anteil in eine Tasse oder ein bereits geleertes, gut gesäubertes Gläschen zum Erwärmen.

Sauberkeit ist Trumpf

In Winkeln, Ecken und an Rändern von Gefäßen bleiben oft Spuren von Beikost haften, die ein guter Nährboden für ☞Bakterien sind. Spülen Sie Breireste auf dem Koch- und Essgeschirr bzw. dem Besteck zunächst ab. Waschen Sie es dann im Geschirrspüler oder reinigen Sie das Geschirr gründlich mit heißem Wasser und Spülmittel.

Erwärmen der Gläschen

Das Erwärmen der geöffneten Gläschen auf Esstemperatur erfolgt meist im Wasserbad. Dadurch verhindern Sie, dass der Brei anbrennt, und die Erwärmung erfolgt schonend. Es gibt auch spezielle Gläschenwärmer, die aber oft langsam arbeiten und bei hungrigen Babys eine Geduldprobe bedeuten. Achten Sie darauf, dass das Wasser nicht zu hoch steht und ins Gläschen laufen kann. Rühren Sie zwischendurch mit einem langen Löffel um. Praktisch ist dabei ein Gläschenhalter zum Fixieren und Herausheben des Gläschens.

Manche Eltern bevorzugen zum Erwärmen die ☞Mikrowelle. Sie arbeitet bei korrekter Anwendung rasch und vitaminschonend. Stellen Sie das Gläschen immer ohne Deckel in das Gerät, erwärmen Sie schrittweise und rühren Sie zwischendurch um. Sonst kann es vorkommen, dass der Brei mit einem „Blubb" aus dem Gläschen spritzt. Bevor Sie Ihrem Kind den Brei reichen, rühren Sie ihn gut durch und prüfen mit einem eigenen Löffel, den Sie nicht nochmals ins Gläschen tauchen, ob die Temperatur stimmt.

Wiedererwärmen ist sehr ungünstig!

Reste von bereits erwärmten Speisen dürfen weder im Wasserbad noch in der ☞Mikrowelle ein 2. Mal erwärmt werden! Durch das Wiedererwärmen kann es zu hygienischen Problemen kommen. Sind mittlerweile auch nur wenige Bakterien über die Luft, durch in den Mund genommene Löffel oder unreine Hände ins Essen gelangt, können sich diese „Miniwesen" unterdessen vermehrt haben. Im Säuglingsdarm können diese Bakterien ☞Durchfall oder andere Erkrankungen auslösen.
Außerdem werden beim Wiedererwärmen unnötig Vitamine zerstört. Gläschenbreie werden schon bei der Herstellung erhitzt und

zur Verlängerung der ☞Haltbarkeit sterilisiert. Sie sollen deshalb von Ihnen nur einmal erwärmt werden.
Besonders wichtig ist dies bei Kartoffel- und Spinatgläschen aufgrund des Nitratgehaltes. Unter ungünstigen Umständen kann ☞Nitrat so umgewandelt werden, dass es krebserregend wirkt. Werfen Sie deshalb geöffnete und bereits einmal erwärmte Gläschen weg, oder essen Sie die Reste selber!

Tipp! Wenn das Kind noch nicht den Inhalt eines ganzen Gläschens isst, entnehmen Sie die benötigte Portion mit einem sauberen Löffel und wärmen nur diesen Teil in einem reinen Gefäß (z.B. ausgewaschenes Gläschen) auf!

Reste - vermeiden, verarbeiten oder wegwerfen!

Vor allem zu Beikostbeginn bleiben immer wieder Breireste übrig, die im Kühlschrank maximal 2 Tage haltbar sind. Wenn Sie die Reste nicht wegwerfen wollen, können Sie diese evtl. selber essen bzw. in Saucen, Suppen, Aufläufen oder Desserts verstecken.

Von der richtigen Menge

Wie viel an Beikost Ihr Kind essen mag, kann sehr unterschiedlich sein. Solange nur wenige Löffel zur Milchmahlzeit gegeben werden, ist es nicht notwendig, auf eine bestimmte Menge Brei zu achten. Auch später hängt vieles vom Appetit, Stoffwechsel und Bewegungstrieb Ihres Kindes ab. Manche Kinder essen wochenlang nicht mehr als wenige Löffel. Als grobe Richtwerte für die durchschnittliche Nahrungsaufnahme können zur Mittagsmahlzeit vom Ende des 7. Monats an bis ins 8. Monat 190 g, vom 8. bis ins 10. Monat 220 g und ab dem 11. Monat ca. 220-250 g angesehen werden.
Vereinzelt berichten Mütter von 10 Monate alten oder älteren Kindern, dass ihr Kind nicht essen mag und sie daher nicht nach Beikostplan vorgehen können. Wenn Sie unsicher sind, ob Ihr Kind genug isst, fragen Sie Ihren Kinderarzt, ob das Gewicht des Kindes der Körperlänge (nach den neuen WHO-Gewichtskurven) entspricht und ob das Kind gesund ist. Nutzen Sie auch die Möglichkeit einer Ernährungsberatung (☞Adressverzeichnis)!
In Österreich unterstützen wir Sie gerne am Hotline-Telefon des Vereines „Informationskreis Kind und Ernährung" (☞Adressverzeichnis).

Der Beikostplan

Das Ergänzen der Milchmahlzeiten

Beim Ergänzen der gewohnten Milchmahlzeiten durch Beikost sollten Sie 3 Punkte beachten:

• Der Austausch der Mahlzeiten erfolgt „fließend". Ersetzen Sie die Still- oder Flaschenmahlzeiten nicht von heute auf morgen, sonst bekommt Ihr Kind das Gefühl, ihm würde das Gewohnte entzogen. Die Einführung der Beikost könnte dann zum „Machtkampf" zwischen Mutter und Kind ausarten.
Bieten Sie zu Beginn der Mahlzeit wenige Löffel Brei an. Anschließend wird vorerst noch gestillt bzw. die Flasche gegeben.

• Es wird nur eine Beikostmahlzeit pro Monat eingeführt, damit sich das Kind und die stillende Mutter an die geänderten Bedingungen gewöhnen können. Einen Überblick über den ☞Mahlzeitenfahrplan finden Sie im Farbteil dieses Buches.

• Ihr Kind lernt ein Lebensmittel nach dem anderen kennen. Nehmen Sie maximal alle 3-4 Tage, bei allergiegefährdeten Kindern maximal alle 5-6 Tage, ein neues Lebensmittel im folgenden Beikostplan dazu. Gemüseallerlei mit 7 Sorten sollten Sie erst dann geben, wenn bereits 6 Sorten gut vertragen wurden. Durch die stufenweise Einführung der Beikostlebensmittel wird der Darm Ihres Kindes geschont, und Sie können leicht erkennen, wie Ihr Kind die neue Nahrung verträgt.
Sollte Ihr Kind auf ein neues Lebensmittel starke ☞Blähungen bekommen, können Sie rasch reagieren und darauf verzichten. Verfestigt sich der Stuhl des Kindes allzu sehr, sind ☞stuhlauflockernde Lebensmittel (z.B. Birnen) die nächste Wahl. Wird der Stuhl zu flüssig, können Sie in der nächsten Stufe einen ☞stuhlfestigenderen Brei (z.B. mit Bananen oder Reis) anbieten. Eventuell steckt hinter den Verdauungsbeschwerden auch eine Allergie. Halten die Beschwerden an, empfehlen wir, den Kinderarzt zu Rate zu ziehen.

Zur ☞Allergieprävention ist zusätzliche Vorsicht geboten! Die stufenweise Beikosteinführung muss langsamer erfolgen (ganz rechte Spalte des Beikostplanes), und manche Lebensmittel müssen das gesamte 1. Lebensjahr vermieden werden.

Hinweise und Abkürzungen zum Beikostplan

Um die schrittweise Einführung der Lebensmittel verständlicher zu machen, haben wir für Sie als Beispiel einen Beikostplan zusammengestellt. Den einzelnen Lebensmitteln wurden auf Wunsch vieler Mütter Produkte vom Markt zugeordnet, die auch bei erhöhtem Allergierisiko eingesetzt werden können. Wir haben im 1. Lebensjahr bewusst auf Kuhmilch und Zitrusfrüchte verzichtet.

Da die Auswahl an Beikostprodukten in den Ländern Österreich, Deutschland und Schweiz unterschiedlich ist, benutzen Sie bitte den für Ihr Land gültigen Beikostplan!

Die Auswahl der Produkte soll keine Wertung darstellen und erhebt keinen Anspruch auf Vollständigkeit. Bitte halten Sie sich vor Augen, dass dieser Beikostplan keine feste Vorgabe oder starre Empfehlung ist. Ihr Kind hat eigene Vorlieben, sodass sein persönlicher Stufenplan eventuell schon nach wenigen Wochen von diesem Beispiel abweichen wird, vor allem, wenn Sie manche Breie selber kochen.

Folgende Spalten finden Sie im Beikostplan:

Mo bzw. Wo: In diesem Lebensmonat bzw. dieser Woche wird das neue Lebensmittel dazugenommen. Steht z.B. in der Spalte Mo 7. und in der Spalte Wo 4. so befinden wir uns im 7. Lebensmonat, in der 4. Woche. Diese Zeitangaben in der linken Spalte betreffen Kinder, die nicht ☞„allergiegefährdet" sind, in deren näherer Verwandtschaft also keine Allergien vorhanden sind. Für Allergierisikokinder finden Sie die Zeitangaben in den ganz rechten Spalten.
Der Beikostplan reicht bis zum 10. Lebensmonat. Ab dann können Sie leicht mit den „Rezepten und Tipps für Babys Beikost" (☞Weiterführende Literatur) den Umstieg zur Familienkost (ca. 11.-14. Monat) bewerkstelligen.
Bei allergiegefährdeten Kindern überbrückt der Beikostplan das gesamte 1. Lebensjahr. Sie können die Zeitangaben für Allergierisikokinder auch bei nicht allergiegefährdeten Kindern anwenden, wenn Sie einen Gläschenplan für das gesamte 1. Lebensjahr haben wollen.

Zutat: Diese Zutat wird in den Speiseplan neu dazugenommen. Zwischen den einzelnen Zutaten sollen bei nicht allergiegefährdeten

Kindern 3-4 Tage liegen. Daher ergeben sich ca. 2 neue Zutaten pro Woche. Jede neue Zutat soll mindestens 2- bis 3-mal gegeben werden, damit man erkennen kann, ob das Kind sie verträgt. Sie sollen in dieser (halben) Woche täglich aus den in der Zeile angegebenen Produkten auswählen und zu den anderen Mahlzeiten alle oberhalb angeführten Gläschen oder Breie verwenden.
Ab dem 11. Monat können Sie am Familientisch zusätzlich z.B. folgende Zutaten anbieten: Trauben, Melonen oder Himbeeren als Obst; Gurken, Kohlrabi, Spinat, rote oder gelbe Rüben als Gemüse; Roggen oder Hirse als stärkereiche Nahrungsmittel. Halten Sie sich jedoch weiterhin an den Abstand von 3-4 Tagen zu vorher eingeführten Lebensmitteln.

Allergieprävention: Bei Allergierisiko wird nur alle 5-7 Tage mit einer neuen Zutat begonnen (siehe ganz rechte Spalten). Der Einfachheit halber geben wir daher die Einführung ungefähr im Wochenabstand an, wobei wir 5 „kurze" Wochen pro Monat rechnen. Notieren Sie sich das jeweilige Beginndatum unter der Rubrik Notizen.

Beikostprodukte: Hier werden die Gläschensorten, Breizugaben (ZU) - wie Öl oder Fleischzubereitungen - und Getreidebreie (GB) aufgelistet. Sie enthalten nur Zutaten, die Ihr Kind bereits kennt. Manchmal unterscheiden sich die Bezeichnungen einzelner Hersteller. Das Zeichen „&" signalisiert, dass Sie das Produkt unter ähnlichem Namen im Regal finden können. So wird z.B. „Apfel & Banane" teils als „Apfel mit Banane" teils als „Banane in Apfel" bezeichnet.

Folgende Abkürzungen finden Sie bei den Produkten:

(GB) bedeutet Getreidebreie, die mit Wasser (und dazu stillen) oder Säuglingsmilchnahrung zubereitet werden können. Sie können auch zum Andicken selbstgekochter Breie oder zum Anreichern von Obstmus verwendet werden.

(ZU) sind Zugaben, wie beispielsweise Fleischzubereitungen, die Gemüsebreie ergänzen können. Auch die im Beikostplan enthaltenen Säfte sollen nur als Zugaben (z.B. bei selbstzubereiteten Breien) und nicht als Getränk dienen. Verwenden Sie statt reinem Obstsaft zur Zubereitung des Breies verdünnte Säfte (Schorlen), muss die doppelte Menge (6-8 EL) genommen werden, um auf denselben Vitamingehalt zu kommen.

Wenn Ihr Kind weder Wasser noch ungesüßten Tee akzeptiert, kann evtl. ein fingerbreit Saft pro Becher oder Flasche dazugegeben werden. Grundsätzlich gilt es, so wenig Saft wie möglich als Getränk zu verwenden.

Zeitangabe: Die Produkte sind im Regal meist nach den vom Hersteller empfohlenen ☞Zeitangaben geordnet (n4 = nach dem 4. Monat, ab6 = ab dem 6. Monat, ab8 = ab dem 8. Monat). Diese Angabe soll Ihnen das Auffinden im Regal erleichtern, sie ist keine Empfehlung unsererseits! Manche Kinder lieben noch mit einem Jahr (nur) feinpürierte Breie (n4), andere wollen lieber Juniorkost (ab8).

Marken: In dieser Spalte befinden sich die zu den Gläschen gehörigen Handelsmarken. Die Abkürzung B-ME bedeutet „Bioland - Martin Evers Naturkost", die Abkürzung B-pb bedeutet „Bioland - probijo". In Österreich sind diese Marken nur in BIO-Supermärkten zu bekommen. Die Marken Sunval und Holle sind in Österreich nur in Naturkostläden und BIO-Supermärkten erhältlich - die Marke Bebivita nur bei Müller, die Marke Alnatura bei dm.

Beikostpläne für Österreich, Deutschland und die Schweiz

Beikostplan Österreich

Mo	Wo	Zutat	mögliche Beikostprodukte
7.	1.	Karotten	Frühkarotten, Babykarotten, Karottenmus, -püree
			Reiner (BIO)Karottensaft
	2.	Öl	Zugabe 1 TL pro 190 g Gläschen ohne Öl (ZU)
			Frühkarotten
	3.	Erdäpfel	(Früh)karotten & Kartoffeln
	4.	Rind/Kalb	Karotten mit Kartoffeln und BIO-Rindfleisch
8.	1.	Reis	Reisschleim, BIO-Reisflocken, Babyreis (GB)
			Rindfleisch-Zubereitung (ZU)
			Kartoffel-Gemüse mit BIO-Rind
		Apfel	Apfel & Karotte
			Apfel pur, Baby-Apfel, Milder Apfel
			Baby-Apfel (mit Naturreis) & Apfel fein (mit Reis)
			Milder Apfelsaft (und Mineral) (ZU)
	2.	Kürbis	Kürbis & Reis, Kürbis fein, Kürbiscreme, -gemüse
			Kartoffeln & Kürbis mit BIO-Rindfleisch bzw. Kalb
		Birne	Birne pur
			Baby-Birne & Reis, Williams-Christ-Birne, Birne fein
			Reiner Apfel-Birnensaft (und Mineral) (ZU)
			Reisbrei Apfel-Birne (GB)
			Birne & Apfel (Früchtchen, Fruchtpause, Frutapura)
	3.	Mais	Karotten mit Mais
			Zartes BIO-Gartengemüse
			Kartoffelpüree mit Mais und Rindfleisch
			Karotten mit Mais und BIO-Kalb
			Mildes Kartoffelpüree mit Gemüse & BIO-Kalb
		Zucchini	Zucchini mit Kartoffeln
			Zucchini mit Kürbis und Kartoffeln
			Zucchinigemüse

Ihre Notiz	Zeitang.	Marke	Allergiepräv.	
	n4	Alete, Alnatura, B-ME, B-pb, Hipp, Holle, Sunval	7. Mo	1. Wo
	n4	Alete, Hipp		
				2. Wo
	n4	Bebivita		
	n4	Alete, Alnatura, Bebivita, Hipp, Holle, Sunval		3. Wo
	n4	Alete, Alnatura (salzlos), Hipp		4. Wo
	n4	Alnatura, Ja! Natürlich, Hipp, Holle, Milupa	8. Mo	1. Wo
	n4	Alnatura (salzlos), Hipp		
	ab8	Alete		
	n4	Holle		2. Wo
	n4	Alete, B-ME, B-pb, Sunval		
	n4	Alnatura, Hipp, Sunval		
	n4	Alete, Hipp		
	n4	Alnatura, B-ME, B-pb, Hipp, Holle, Sunval		3. Wo
	n4, ab8	Hipp		
	n4	B-pb, Sunval		4. Wo
	n4	Alnatura, B-ME, Hipp, Sunval		
	n4	Alete		
	n4	Alnatura		
	n4, ab8	Alete, Alnatura, B-ME, B-pb, Hipp, Milupa		
	n4	Alnatura, Hipp		5. Wo
	n4	Alete		
	n4	Holle		
	n4	Hipp		
	n4	Alete		
	n4	Alete, Hipp	9. Mo	1. Wo
	n4	Holle		
	n4	Bebivita		

Mo	Wo	Zutat	mögliche Beikostprodukte
8.	4.	Pfirsich	Pfirsiche
			Apfel & Pfirsich (mit Reis)
			Apfel-Pfirsich-Saft (ZU)
		Huhn	Karotten mit Kartoffeln und feinem BIO-Hühnchen
			Kürbis mit (Reis und) Huhn
			Hühnchen-Zubereitung (ZU)
9.	1.	Banane	Apfel & Banane (Frutapura)
			Banane & Pfirsich & Apfel (Fruchtpause)
			Früchte-Mix
		Hafer	Haferflocken, Hafer(flocken)brei, Hafergrieß (GB)
			Apfel-Banane
			Birne mit Hafer
			Birne und Apfel mit Haferflocken
	2.	Marille	Birne mit Marille
			Marille in Apfel
			Gartenfrüchte
		Karfiol	Karfiol/Blumenkohl mit Kartoffeln
	3.	Erbsen	Gemüse-Allerlei
		Dinkel	(BIO)Dinkelbrei bzw. -flocken (GB)
			Feines Gartengemüse
			Pfirsich-Dinkel
			Wichtelbrei
			Apfel-Banane mit Dinkel
	4.	Pastinake	Pastinakencreme, -püree, Pastinake fein, pur
			BIO-Pastinaken mit Kartoffeln
			Pastinaken mit Kartoffeln und zartem BIO-Kalb
		Pute/ Truthahn	Karotten & Reis & BIO-Pute/Truthahn
			Mais mit Kartoffelpüree und BIO-Pute
			Putenfleisch-Zubereitung (ZU)
			Pastinake mit Reis und Pute

…e Notiz	Zeitang.	Marke	Allergiepräv.	
	n4	Hipp	9. Mo	2. Wo
	n4	Alnatura, Hipp		
	n4	Alete		
	n4, ab8	Alete		3. Wo
	n4, ab8	Alnatura, Holle		
	n4	Alete, Hipp		
	n4	Alnatura, Bebivita, Hipp, Milupa		4. Wo
	n4	Hipp		
	n4	B-pb		
	n4	Alnatura, Ja! Natürlich, Holle, Milupa		5. Wo
	n4	B-ME, B-pb		
	n4	B-ME, B-pb		
	n4	Alnatura, Sunval		
	n4	Alnatura	10. Mo	1. Wo
	n4	Hipp		
	n4	Alete, Bebivita		
	n4	Alnatura, Hipp, Sunval		2. Wo
	n4	Hipp		3. Wo
	n4	Alnatura, Ja! Natürlich, Holle, Milupa		4. Wo
	n4	B-ME		
	n4	B-ME		
	n4	B-ME		
	ab6	Alnatura		
	n4	Alnatura, B-ME, B-pb, Hipp		5. Wo
	n4	Alete		
	n4	Alete		
	ab8	Alete, Hipp	11. Mo	1. Wo
	n4	Hipp		
	n4	Alete		
	n4	Alnatura		

Mo	Wo	Zutat	mögliche Beikostprodukte
10.	1.	Weizen	Kindergrieß, (Baby)grießbrei (GB)
			Hafer in Apfel
			Früchteallerlei mit Vollkorn
			Pfirsich-Banane mit Karotte
		Heidelbeere	Heidelbeere in Apfel
	2.	Fenchel	Kürbis mit Kartoffeln und Fenchel
			Buntes BIO-Gemüseallerlei
			Mischgemüse
			Gemüse fein (karottenfrei)
		Brokkoli	Baby-Brokkoli mit Vollkornreis
			Brokkoli-Kartoffeln
	3.	Gerste	Bio-3-Korn-Brei (GB)
			Birnen-Apfel-Müsli
		Zwiebel,	Feine Kartoffeln mit Mais und BIO-Hühnchen
		Petersilie	Putenfleisch-Zubereitung
			Feines Gartengemüse mit Reis & BIO-Kalb
			Zartes Gartengemüse
	4.	Paradeiser	Gemüse-Reis mit BIO-Hühnchen
			Gartengemüse mit Reis & zarter BIO-Pute
			Gemüse-Reis mit zarter BIO-Pute
			Gemüse und Hühnchen mit Reis
			Tomaten mit Kartoffeln und zartem BIO-Hühnchen
			Karotten-Brokkoli-Tomaten und Dinkelnudeln*
			Spaghetti Bolonese*
			Spaghetti mit feinem Gemüse und BIO-Pute*
		Lamm	Karotten mit Kartoffeln und Lamm
			Karotten, Kartoffeln mit Reis und Lamm
			Zucchini, Fenchel mit Reis und Lamm

* Diese Gläschen enthalten Teigwaren, die ohne Ei hergestellt wurden. Da jedoch auf den gleichen Nudelmaschinen evtl. auch Eierteigwaren hergestellt werden, können Spuren von Ei enthalten sein. Bedenken Sie bei allergischer Reaktion auf diese Gläschen, dass auch Ei die Ursache sein könnte.

e Notiz	Zeitang.	Marke	Allergiepräv.	
	n4	Alnatura, Himmeltau, Hipp, Holle	11. Mo	2. Wo
	ab6	Hipp		
	ab6	Bebivita		
	n4	B-pb		
	n4	Alnatura, Hipp,		3. Wo
	n4	Alnatura		4. Wo
	n4	Alete		
	n4	B-ME, B-pb		
	n4	Sunval		
	n4	Holle		5. Wo
	n4	Hipp		
	n4	Holle	12. Mo	1. Wo
	ab8	Alnatura		
	ab8	Alete		2. Wo
	n4	Hipp		
	ab8	Alete		
	n4	Sunval		
	n4	Hipp		3. Wo
	ab8	Alete		
	n4, ab8	Alete		
	n4	Bebivita		
	ab8	Alete		
	ab8	Alnatura		
	n4	Alete, Hipp		
	n4	Alete		
	n4, ab6	Alete, Hipp		4. Wo
	ab8	Hipp		
	ab8	Alnatura		

Beikostplan Deutschland

Mo	Wo	Zutat	mögliche Beikostprodukte
7.	1.	Karotten	Frühkarotten, Karottenpürree, -mus
			Karottensaft
	2.	Öl	Zugabe von 1 TL Öl pro 190 g Gläschen ohne Öl
			Frühkarotten
	3.	Kartoffeln	(Früh)karotten & Kartoffeln
	4.	Rind/Kalb	Karotten & Kartoffeln & Rindfleisch
8.	1.	Reis	Reisschleim, -flocken (GB)
			Kartoffelgemüse mit Rind
			Rindfleischzubereitung (ZU)
		Apfel	Baby-Apfel & Apfel pur
			Milder (Baby)apfel, Apfel fein
			Apfel & Karotte
			Milder Apfel, Saft bzw. Frucht-Schorle (ZU)
	2.	Kürbis	Kürbiscreme, Kürbis fein, Kürbisgemüse
			Kürbisgemüse & Reis
			Kartoffeln mit Kürbis und Rind
			Karotten-Kürbisgemüse mit Kalb
		Birne	Birne pur
			Baby-Birne, Birne fein, Williams-Christ-Birne
			Birne & Apfel
			Birne & Apfel Saft bzw. Frucht-Schorle (ZU)
	3.	Mais	Karotten mit Mais
			Zartes Gartengemüse
			Karotten mit Mais und Kalb
			Kartoffelpürree mit Gemüe & Kalb
			Kartoffelpürree mit Mais und Rindfleisch
		Zucchini	Zucchini mit Kartoffeln
			Zucchini, Kürbis mit Kartoffeln

Ihre Notiz	Zeitang.	Marke	Allergiepräv.	
	n4	Alete, Alnatura, B-ME, B-pb, Hipp, Holle, Sunval	7. Mo	1. Wo
	n4	Alete, Hipp, Kinella		
				2. Wo
	n4	Bebivita		
	n4	Alete, Alnatura, Bebivita, Hipp, Holle, Sunval		3. Wo
	n4, ab6	Alete, Alnatura, Bebivita, Hipp, Sunval		4. Wo
	n4	Alnatura, B-R, Hipp, Holle, Milupa, Sunval	8. Mo	1. Wo
	ab8	Alete		
	n4	Alnatura, Hipp, Sunval		
	n4	B-ME, B-pb, Sunval		2. Wo
	n4	Alete, Alnatura, Hipp, Sunval		
	n4	Alnatura, Holle, Sunval		
	n4	Alete, Bebivita, Hipp, Kinella		
	n4	B-ME, B-pb, Hipp, Sunval		3. Wo
	n4	Alnatura, Holle		
	n4	Hipp		
	ab8	Hipp		
	n4	B-pb, Sunval		4. Wo
	n4	Alnatura, B-ME, Hipp		
	n4	Alete, Alnatura, B-ME, B-pb, Hipp		
	n4	Alete		
	n4	Alnatura, Hipp		5. Wo
	n4	Alete		
	n4	Hipp		
	n4	Alete		
	n4	Holle		
	n4	Alete, Hipp	9. Mo	1. Wo
	n4	Holle		

Mo	Wo	Zutat	mögliche Beikostprodukte
8.	3.	Zucchini	Zucchinigemüse
	4.	Pfirsich	Pfirsiche
			Pfirsich & Apfel (mit Reis)
			Apfel-Pfirsich-Saft (ZU)
		Huhn	Kürbis (mit Reis) und Huhn
			Karotten & Kartoffeln & Huhn
			Hühnchen-Zubereitung (ZU)
9.	1.	Banane	Apfel & Banane
			Bananen & Pfirsich & Apfel
			Fruchtallerlei
			Früchte-Mix
			Karotten in Früchtesaft
			Pfirsich-Karotte in Birnensaft
		Hafer	Haferflocken, -brei, Schmelzflocken (GB)
			Birne & Apfel & Hafer(flocken)
			Apfel-Banane
			Hafer & Birne
	2.	Aprikose	Aprikose in Apfel
			Gartenfrüchte
			Birne mit Aprikose
		Blumenkohl	Blumenkohl mit Kartoffeln
	3.	Erbsen	Gemüse-Allerlei
			Mais-Gemüse mit Kartoffeln
		Dinkel	Dinkel(vollkorn)brei (GB)
			Apfel und Banane mit Dinkel
			Pfirsich-Dinkel
			Gartengemüse
	4.	Pastinake	Pastinake pur/fein, Pastinakenpürree, -creme
			Pastinake & Kartoffeln
			Pastinake mit Kartoffeln und Kalb

e Notiz	Zeitang.	Marke	Allergiepräv.	
	n4	Bebivita	9. Mo	1. Wo
	n4	Hipp		2. Wo
	n4	Alnatura, Hipp		
	n4,	Alete		
	n4, ab8	Alnatura, Holle, Sunval		3. Wo
	n4, ab8	Alete, Alnatura		
	n4	Alete, Hipp		
	n4	Alete, Alnatura, Bebivita, Hipp, Sunval		4. Wo
	n4	Hipp		
	n4	B-ME		
	n4	B-pb		
	n4	Bebivita		
	n4	Kinella		
	n4	Alnatura, B-R, Holle, Kölln, Milupa		5. Wo
	n4	Alnatura, Sunval		
	n4	B-ME, B-pb		
	n4	B-ME, B-pb, Sunval		
	n4	Hipp	10. Mo	1. Wo
	n4, ab6	Alete, Bebivita		
	n4	Alnatura		
	n4	Alnatura, B-ME, Hipp, Sunval		2. Wo
	n4	Hipp, Bebivita		3. Wo
	ab6	Bebivita		
	n4	Alnatura, Bioland, Holle, Milupa, Sunval		4. Wo
	ab6	Alnatura		
	n4	B-pb		
	n4	B-ME, B-pb		
	n4	Alnatura, Holle, B-ME, B-pb		5. Wo
	n4	Alete, Alnatura, B-ME, B-pb, Sunval		
	n4	Alete		

Mo	Wo	Zutat	mögliche Beikostprodukte
9.	4.	Pastinake	Baby-Gemüse ohne Karotten
		Pute/ Truthahn	Karotte & Reis & Pute/Truthahn
			Pastinake mit Reis und Pute
			Mais mit Kartoffelpürree und Pute
			Putenfleisch-Zubereitung (ZU)
10.	1.	Weizen	Baby-, Kindergrieß, Grieß (GB)
			Babymüsli (GB)
			Früchtemüsli
			Früchteallerlei mit Vollkorn
			Hafer in Apfel
			Pfirsich-Banane mit Karotte
			Gemüsetöpfchen mit Kalbfleisch
		Heidelbeere	Heidelbeeren & Apfel
	2.	Fenchel	Kürbis mit Kartoffeln und Fenchel
			Gemüse fein karottenfrei
			Gemüse-Allerlei
			Mischgemüse
		Brokkoli	Baby-Brokkoli, Brokkolicreme
			Brokkoli-Kartoffeln
	3.	Gerste	3-Kornbrei (GB)
			4-Kornbrei (GB)
			Vollkorn-Brei/Kindernahrung (GB)
			Birnen-Apfel-Müsli
			Baby-Müsli
		Zwiebel, Petersilie	Zartes Gartengemüse
			Feines Gartengemüse mit Reis und Kalb
			Kartoffeln mit Mais und Hühnchen
			Putenfleisch-Zubereitung
	4.	Tomaten	Tomaten und Kartoffeln mit Hühnchen
			Gemüsereis mit Hühnchen

e Notiz	Zeitang.	Marke	Allergiepräv.	
	n4	B-ME	10. Mo	5. Wo
	n4, ab8	Alete, Hipp	11. Mo	1. Wo
	n4	Alnatura		
	n4	Hipp		
	n4	Alete		
	n4, ab6	Alnatura, B-R, Hipp, Holle, Sunval		2. Wo
	n4	Alnatura, B-R		
	n4	B-ME		
	ab6	Bebivita		
	ab6	Hipp		
	n4	B-pb		
	ab6	Sunval		
	n4	Alnatura, Hipp		3. Wo
	n4	Alnatura		4. Wo
	n4	Sunval		
	n4	Alete		
	n4	B-ME, B-pb		
	n4	B-ME, B-pb		5. Wo
	n4	Hipp		
	n4	Holle	12. Mo	1. Wo
	n4	Alnatura		
	n4	B-ME, Sunval		
	ab8	Sunval		
	n4	Alnatura		
	n4	Sunval		2. Wo
	ab8	Alete		
	ab8	Alete		
	n4	Hipp		
	ab8	Hipp		3. Wo
	n4	Hipp		

Mo	Wo	Zutat	mögliche Beikostprodukte
10.	4.		Gemüse mit Hühnchen und Reis
			Gemüse-Reis mit Pute
			Gartengemüse mit Reis und Pute
			Tomaten mit Kartoffeln mit Hühnchen
			Karotten, Brokkoli und Tomaten mit Dinkelnudeln*
			Spaghetti Bolognese*
			Spaghetti mit Gemüse und Pute*
		Lamm	Karotten mit Kartoffeln und Lamm
			Karotten, Kartoffeln mit Reis und Lamm
			Zucchini, Fenchel mit Reis und Lamm

* Diese Gläschen enthalten Teigwaren, die ohne Ei hergestellt wurden. Da jedoch auf den gleichen Nudelmaschinen evtl. auch Eierteigwaren hergestellt werden, können Spuren von Ei enthalten sein. Bedenken Sie bei allergischer Reaktion auf diese Gläschen, dass auch Ei die Ursache sein könnte.

e Notiz	Zeitang.	Marke	Allergiepräv.	
	n4	Bebivita	12.Mo	3. Wo
	n4	Alete		
	ab8	Alete		
	ab8	Alete		
	ab8	Alnatura		
	n4	Alete		
	n4	Alete		
	n4	Hipp		4. Wo
	ab8	Hipp		
	ab8	Alnatura		

Beikostplan Schweiz

Mo	Wo	Zutat	mögliche Beikostprodukte
7.	1.	Karotten	(Garten)karotten, Schweizer Rüebli
			Reiner Karottensaft
	2.	Öl	Zugabe 1 TL pro 190 g Gläschen ohne Öl (ZU)
	3.	Kartoffel	(Früh)karotten & Kartoffeln
	4.	Rind/Kalb	Karotten-Kartoffeln-Rindfleisch BIO
8.	1.	Reis	Reisschleim, Ceralino-Reisflocken (GB)
			Rüebli-Kartoffeln BIO
			Kalbfleisch-Kartoffeln BIO
			Kalbfleisch mit Reis (ZU)
			Schweizer Rindfleisch BIO (ZU)
		Apfel	Apfel & Karotte
			Apfel extra mild
			Milder Apfelsaft (ZU)
	2.	Kürbis	Kürbis & Reis
		Birne	Birne extra mild
			Apfel-Birnensaft (ZU)
			Birne & Apfel (Fruchtpause, Gourmet Dessert)
	3.	Mais	Kartoffelpüree mit Mais und Rindfleisch
		Zucchetti	Zucchetti mit Kartoffeln
			Zucchini mit Kürbis und Kartoffeln
	4.	Pfirsich	Cerealien-Pfirsich-Banane
		Poulet	Karotten-Kartoffeln-Poulet BIO
			Gemüse-Reis-Poulet BIO
			Kürbis mit Huhn
			Hühnchen mit Reis (ZU)
9.	1.	Banane	Apfel & Banane (mit Reis) (Gourmet Dessert)
			Apfel-Banane-Pfirsich (Fruchtpause)
		Haferflocken	Hafer(flocken)brei (GB)

Ihre Notiz	Zeitang.	Marke	Allergiepräv.	
	n4	Alete, Galactina, Hipp, Holle	7. Mo	1. Wo
	n4	Hipp		
				2. Wo
	n4	Alete, Hipp, Holle		3. Wo
	n4	Alete		4. Wo
	n4	Galactina, Holle	8. Mo	1. Wo
	n4	COOP Naturaplan		
	n4	COOP Naturaplan		
	n4	Hipp		
	n4	COOP Naturaplan		
	n4	Holle		2. Wo
	n4	Galactina		
	n4	Hipp		
	n4	Hipp, Holle		3. Wo
	n4	Galactina		4. Wo
	n4	Alete		
	n4, n7	Hipp, Milupa		
	n4	Holle		5. Wo
	n4	Galactina	9. Mo	1. Wo
	n4	Holle		
	n6	Alete		2. Wo
	n4	Alete		3. Wo
	n6	Alete		
	n4	Holle		
	n4	Hipp		
	n7	Galactina, Milupa		4. Wo
	n4	Hipp		
	n4	Holle		5. Wo

Mo	Wo	Zutat	mögliche Beikostprodukte
9.	2.	Aprikose	Früchte-Cocktail
			Aprikosen-Apfel-Dessert
			Bananen-Aprikosen BIO
			Aprikosen-Apfelsaft (ZU)
		Blumenkohl	Gemüse-Platte
	3.	Erbsen	Junges Gartengemüse
		Dinkel	(BIO) Dinkelbrei
	4.	Fenchel	Kartoffel-Fenchel mit Rindfleisch
			Karotten-Fenchel-Kartoffeln BIO
		Pute/Truthahn	Mais mit Kartoffelpüree und BIO-Pute
10.	1.	Weizen	(Baby)grießbrei (GB)
			Apfel-Getreide-Brei
		Heidelbeeren	Äpfel und Heidelbeeren
	2.	Pastinake	Zartes Gartengemüse BIO
		Brokkoli	Baby-Brokkoli mit Vollkornreis
	3.	Gerste	Bio-3-Korn-Brei (GB)
		Zwiebel*	Gemüse-Reis-Kalbfleisch BIO**
	4.	Tomaten	Karotten-Reis-Truthahn
			Gemüse-Reis mit BIO-Poulet
		Lamm	Karotten-Kartoffeln-Lammfleisch BIO

* Schweizer Empfehlungen sprechen sich bei allergiegefährdeten Kindern gegen Zwiebel im 1. Lebensjahr aus. Wer will kann langsamer vorgehen und mit Zwiebel (Tomaten, Lamm) bis zum Ende des 12. Monats warten.
** enthält auch getrocknete Petersilie.

re Notiz	Zeitang.	Marke	Allergiepräv.	
	n4	Galactina	10. Mo	1. Wo
	n4	Hipp		
	n4	COOP Naturaplan		
	n4, ab8	Hipp		
	n4, ab8	Hipp		2. Wo
	n4	Galactina		3. Wo
	n4	Holle		4. Wo
	n4	Galactina		5. Wo
	n4	COOP Naturaplan		
	n4	Hipp	11. Mo	1. Wo
	n4	Holle		2. Wo
	n5	Hipp		
	n4	Hipp		3. Wo
	n5	Alete		4. Wo
	n4	Holle		5. Wo
	n4	Holle	12. Mo	1. Wo
	n8	Alete		2. Wo
	n5	Alete		3. Wo
	n5	Hipp		
	n6	Alete		4. Wo

Der Mahlzeitenfahrplan

7. Monat: Gemüse-Kartoffel-Fleisch-Brei

Als 1. Beikostmahlzeit wird die Mittagsmahlzeit gewählt (☞Mahlzeitenfahrplan im Farbteil). Bieten Sie in den ersten Tagen nur wenige Löffel Brei vor dem Stillen bzw. der Milchnahrung an, um die Löffelfütterung vertraut zu machen. Dann kann die Menge nach und nach erhöht werden, bis die 1. Milchmahlzeit durch einen Beikostbrei von ca. 190 g ergänzt ist. Bei manchen Kindern dauert das nur etwa eine Woche, andere brauchen über einen Monat, um sich an die neue Ernährungsweise zu gewöhnen. Anfangs ist alles neu und unbekannt. Manche Kinder reagieren auf den fremden Geschmack mit Erstaunen oder Skepsis, andere entwickeln beinahe Heißhunger. Lassen Sie trotzdem anfangs nicht zu viel auf einmal essen, sonst könnte der Brei nach dem Aufstoßen wieder auf dem Lätzchen landen.
Gekochte, fein pürierte Frühkarotten sind meist die 1. Beikostnahrung. Sie werden von manchen Herstellern auch in kleineren Gläschen zu 125 g angeboten.

Karotten liefern nicht sehr viel Energie. Bei hungrigen Kindern, die mehr als 1 Glas essen wollen, können Sie bald 1 TL Rapsöl zum (nicht ölhaltigen) Mittagsgläschen (190 g) dazugeben. In den meisten Gemüsegläschen ist kein Öl enthalten. Fette liefern nicht nur Energie für Ihr Kind, sie werden auch zur Aufnahme der fettlöslichen Vitamine benötigt und dienen als Bausubstanz im Körper. Omega-3-Fettsäuren spielen beispielsweise eine wichtige Rolle bei der Gehirnreifung.

Karottenpüree wirkt bei manchen Kindern ☞stuhlfestigend (☞Kapitel „Gibt es eine Alternative zu Karottenpüree?"). Ist dies der Fall, können Sie als 2. Zutat gekochtes Apfelmus (Karotte-Apfel) oder gekochte Kartoffeln (Karotte-Kartoffel) anbieten. Das wirkt stuhlregulierend.

Nach ca. 2 Wochen wird ein weiteres Lebensmittel dazugenommen. Meist sind dies Kartoffeln. Nach einer knappen weiteren Woche kommt Fleisch dazu, damit das Kind gut mit ☞Eisen versorgt wird. Rind- oder Kalbfleisch liefert dem Säugling leicht verwertbares Eisen. Sie können entweder zu einfach zusammengesetzten Fleischgläschen greifen oder den Gemüsebreien püriertes ☞Fleisch in kleinen Mengen zusetzen. Da die ☞Fleischmenge in den einzelnen Gläschen oft zu

gering ist, sollte der Fleischbrei 6-mal pro Woche auf dem Speiseplan stehen.
Mit Karotten als 1., Kartoffeln als 2. und Rindfleisch als 3. Zutat ist es leicht, rasch zu eisenreicher Beikost zu gelangen. Wenn Sie aus bestimmten Gründen auf Fleisch verzichten wollen, lesen Sie bitte das ☞Kapitel „Kann ich mein Kind ohne Fleisch ernähren?".

8. Monat: Getreide-(Mutter)milch-Brei

Das als Mittagsmahlzeit gewählte Gemüse-Fleisch-Gläschen wird im 8. Monat beibehalten. Abwechselnd dazu werden einfache Gemüsegläschen mit neuen Komponenten (z.B. mit Kürbis, Mais oder Zucchini) angeboten. Vergessen Sie nicht die Zugabe von 1 TL Rapsöl bei Gläschen ohne Öl in der Zutatenliste.

Als 2. Beikostmahlzeit ergänzt bzw. ersetzt der Getreide-(Mutter)milch-Brei eine weitere Still- oder Flaschenmahlzeit. Meist wird der energiereiche Getreidebrei abends angeboten, da viele Mütter hoffen, das Kind werde dann endlich (wieder) durchschlafen. Manchmal geht diese Rechnung auf, meistens nützt es jedoch nichts. Das Kind wächst nämlich sehr schnell und muss seinen - im Verhältnis zum kleinen Körper - sehr hohen Energiebedarf so gut wie möglich - also auch nachts - decken. Keinesfalls sollten Sie das Kind abends überfüttern, um Ihre Nachtruhe evtl. wiederherstellen zu können. Manche Kinder schlafen mit zu vollem Bauch sehr unruhig. Eventuell können Sie den Getreidebrei auch mit dem kalorienärmeren Gemüse-Fleischbrei tauschen.

Es gibt eine ganze Reihe Getreidebreie für Babys im Handel. Sie sind kindgerecht aufbereitet und können eine oder mehrere Getreidesorten enthalten. Man kann sie nach Art ihrer Zubereitung in 3 Gruppen unterteilen:

• Die einen bestehen ausschließlich aus Getreide, das mit Vitaminen und Mineralstoffen angereichert ist. Diese Getreideflocken sind vielseitig einsetzbar und können auch zur Zubereitung von Getreide-Obst-Breien oder Getreide-Gemüse-Breien verwendet werden.

Stillende Mütter bereiten den Getreidebrei mit heißem Wasser und etwas Geschmack gebendem Obstmus zu. Nach dem Füttern dieses

Getreide-Wasser-Breies wird noch in derselben Mahlzeit (innerhalb ca. einer halben Stunde) gestillt. So kommt die Muttermilch im Darm des Kindes mit dem Getreidebrei zusammen. Auch eine Zubereitung mit abgepumpter Muttermilch ist möglich, der Brei wird dann allerdings flüssiger, weil Muttermilch Verdauungsenzyme enthält.

Nicht stillende Mütter bereiten den Brei entweder mit der gewohnten Säuglingsmilchnahrung oder mit pasteurisierter Vollmilch bzw. H-Milch mit ca. 3,5 % Fettgehalt zu. Lesen Sie zum Einsatz von Kuhmilch auch im ☞Kapitel „Ab wann darf ich Kuhmilch verwenden?" nach!

Erhält Ihr Kind eine Spezialnahrung (HA-Nahrung, Semi-Elementar-Nahrung, usw.) verwenden Sie diese auch für die Zubereitung des Getreidebreies.

• Die anderen Getreidebreie enthalten bereits Milchpulver und werden deshalb Milchbreie genannt. Sie sind nur mehr mit Wasser anzurühren und somit wenig arbeitsaufwändig. Das enthaltene Milchpulver ist im Eiweißanteil normalerweise nicht ☞adaptiert. Es entspricht einer ☞2er-Nahrung, die nicht ideal ist. Mittlerweile gibt es auch Milchbreie auf der Basis von ☞HA-Nahrung. Allen gemeinsam ist, dass sie sehr gesüßt sind und oft unnötige Zutaten (Vanille, Schokolade, Nüsse, etc.) enthalten.

• Als dritte Möglichkeit gibt es fertig zubereitete Getreidebreie im Gläschen. Sie enthalten üblicherweise Folgemilch und häufig Zucker, weshalb sie nicht die erste Wahl beim Einkauf sein sollten.

Verwenden Sie zumindest bis Ende des 10. Monats ausschließlich Babybreie, da diese auf Schadstoffe kontrolliert sind. Außerdem sind sie aufgeschlossen, sodass sie leicht verdaut werden können. Meist wird mit Reisschleim begonnen, später kommen Haferschleim (v.a. bei vegetarischer Ernährungsweise) und Dinkelflocken dazu, bevor Kindergrieß angeboten wird (☞Beikostplan). Ab dem 10. Monat darf es bereits Getreide vom Familientisch sein, z.B. Maisgrieß oder Brot, aber noch keine herkömmlichen Getreideflocken (z.B. Müsli).
Noch ein Hinweis: Sie können statt des Getreidebreies (mit etwas gekochtem Obst oder Gemüse und einer Milchart) den milchfreien Obst-Getreidebrei des 9. Monats füttern, also die Breie tauschen.

Damit können Sie den Einsatz von ☞Kuhmilch noch um einen Monat hinauszögern, sofern Sie diese überhaupt zur Zubereitung des Breies im 1. Lebensjahr verwenden wollen.
Zur Kauunterstützung können Sie in diesem Alter als Fingerfood gekochte Karotten oder Kartoffeln bzw. schon salzfreie Reiswaffeln anbieten. Letztere werden so weich, dass das Kind sich daran in der Regel nicht verschlucken kann. Kritischer wird es, wenn Ihr Baby schon Zähne hat und größere Stückchen abbeißt. Lassen Sie das Kind mit Fingerfood nicht unbeaufsichtigt!

9. Monat: Milchfreier Obst-Getreide-Brei

Der mittägliche Gemüsebrei wird zum einfachen ☞Gemüseallerlei. Als 3. Beikostmahlzeit bietet man nachmittags eine einfache Obstmahlzeit an, die das Kind mit zusätzlichem Vitamin C versorgt. Meist wird mit gekochtem Birnen- oder Apfelpüree (bzw. Karotte mit Apfel) begonnen, welches sich in weiterer Folge durch eine 2. Frucht ergänzen lässt. Noch ist das Obst gekocht und fein püriert. Es kann ab dem 9. Monat auch schon ein fein geriebener ☞Apfel oder ein Stück geschabte ☞Banane sein. Letztere ist sehr beliebt, kann aber bis zu 23 % Zucker enthalten. Daher empfiehlt es sich, nur 1/2 Banane als Portion zu rechnen bzw. diese mit anderen weniger süßen Früchten zu mischen.

Jedes Frischobst muss gut gewaschen bzw. geschält sein. Entfernen Sie evtl. vorhandene Kerne sorgfältig, damit sich Ihr Kind daran nicht verschluckt. Schneiden Sie auch Stielansätze bzw. die Enden von Bananen (ca. 1 cm) weg.
Nach und nach werden verschiedene einfache Fruchtbreie angeboten, und aus der Obstmahlzeit wird ein gehaltvoller Obst-Getreide-Brei am Nachmittag. Im Laufe des 9. Monats können Sie entweder auf Gläschen, die Getreide enthalten, zurückgreifen oder dem gekochten Obstbrei 1-2 EL Reisschleim bzw. Haferschleim zusetzen. Als Alternative dazu kann später ein Grießbrei mit Obst oder mit Obstgläschen zubereitet werden.

10. Monat: Rohkost vormittags

Als 4. Beikostmahlzeit wird im 10. Monat vormittags „Rohkost" serviert. Frischobst und rohes Gemüse bereichern nun den Speiseplan.

Probieren Sie evtl. sehr fein geriebene Karotten oder Äpfel. Je nach Saison und persönlichen Vorlieben des Kindes werden nach und nach andere frische Obstsorten getestet, beispielsweise kernlose Melonen oder Trauben und Beeren.

Auf Steinobst (z.B. Zwetschken, Pflaumen, rohe Kirschen), Erdbeeren, Kiwis und Zitrusfrüchte (Mandarinen) reagieren manche Kinder im 1. Lebensjahr mit ☞Blähungen oder ☞Wundsein.

Mittlerweile essen viele Kinder auch schon größere Mengen (über 200 g) pro Mahlzeit. Das Alter für „Juniorkost" hat begonnen, und die Menüs enthalten nun schon bis zu 7 Hauptzutaten. Der Brei kann jetzt etwas „gröber" werden und größere, weich gekochte Stücke enthalten. Dadurch wird das Kauen bzw. Zerdrücken der Nahrung am Gaumen erlernt.
Die Auswahl an einfach zusammengesetzten Junior-Gläschen ist sehr gering, weshalb Mütter von allergiegefährdeten Kindern oft weiterhin Gläschen „ab 5. Monat" verwenden und diese mischen bzw. mit zerdrückten Kartoffeln oder zerkleinerten weich gekochten Nudeln bzw. mit Reis kombinieren. Nach Möglichkeit sollen die Lebensmittel von biologischer Qualität sein.

Gelegentlich kann schon gegen Ende des 10. Monats unter Aufsicht ein Stück Brot zum Knabbern und Lutschen angeboten werden. Wenn Sie Ihr Kind im 1. Lebensjahr kuhmilchfrei ernähren, achten Sie bitte auch bei Brot auf milchfreie Sorten. Außerdem sollten sich darauf keine ganzen Getreidekörner, ☞Nüsse oder Samen befinden, damit sich das Kind daran nicht verschlucken kann!

11. Monat: Umstieg zur Familienkost

Ende des 10. Monats wird die Nahrung der „Großen" immer interessanter, und das Kind kann beginnen, am Familientisch mitzuessen. Der Übergang zur ☞Familienkost erfolgt schrittweise. Am besten zweigen Sie von den Zutaten, die Ihr Kind bereits kennengelernt hat (von Kartoffeln, Nudeln, Gemüsebeilagen oder von gar gekochtem, magerem Fleisch), einen Teil ab. Anfangs können einzelne ungewürzte Zutaten vom Familientisch kindgerecht zerkleinert (püriert, faschiert, gehackt, aufgeweicht etc.) und mit den gewohnten Breien gemischt angeboten werden. Nach und nach werden weitere einfache Speisen

vom Familientisch angeboten. Beachten Sie, Ihrem Kind zuliebe, dass die Nahrung nicht zu heiß serviert wird. Ersetzen Sie Salz durch frische Kräuter und meiden Sie auf jeden Fall scharfe Gewürze.
Im Alter zwischen 10 und 24 Monaten wachsen Kinder schnell, aber ihre Mägen sind noch relativ klein, ungefähr so groß wie die Faust des Kindes. Sie brauchen daher optimal zusammengesetztes Essen in nicht zu großen Mengen (Richtlinien und Rezepte finden Sie in unseren Büchern „Rezepte und Tipps für Babys Beikost" und „Essen und Trinken im Kleinkindalter" ☞Weiterführende Literatur).

Elternfragen zu Beikost-Lebensmitteln

Lebensmittel, die als Beikost angeboten werden, müssen „kindgerecht" sein. Dieser Vorgabe entsprechen nicht alle Lebensmittel vom Familientisch. Unser folgendes Kapitel soll Ihnen einen Überblick über die Lebensmittelgruppen geben und die dazu häufig gestellten Elternfragen beantworten.

Gemüse

Gemüse versorgt Ihr Kind mit wertvollen Vitaminen und Mineralstoffen. Außerdem enthält es eine Vielzahl schützender Stoffe, um die Abwehrkraft zu stärken. Gekochtes Gemüse ist auch leicht verdaulich, weshalb es meist als 1. Beikost angeboten wird. Gemüsebreie enthalten viel Wasser und wenig Energie, daher müssen sie schon bald mit ☞Öl bzw. ☞Getreide ergänzt werden.

Gibt es eine Alternative zu Karottenpüree?

Mag Ihr Kind kein Karottenpüree, verträgt es dieses nicht oder reagiert es darauf mit ☞Verstopfung? In diesem Fall können Sie beim Selbstzubereiten auf eine andere pürierte Gemüsesorte, z.B. auf Kürbis oder Pastinake (eine der Karotte verwandte weiße Rübe), wechseln. Diese beiden Gemüsesorten schmecken ebenfalls leicht süßlich, was den Geschmackspräferenzen von Babys entgegenkommt.

Statt mit Gemüse können Sie die Beikost auch mit gekochtem Apfel- oder Birnenpüree beginnen. Eine weitere Variante ist Reisbrei mit Säuglingsmilchnahrung, wenn nicht mehr gestillt wird.

Man kann die Instant-Reisflocken für Babys auch abgepumpter Muttermilch zusetzen. Allerdings wird dieser Brei etwas flüssiger, weil Muttermilch Enzyme enthält, die den Reisschleim bereits „verdauen".

Welche Gemüsesorten sind im Beikostalter nicht geeignet?

Vermeiden Sie Gemüsesorten, die beim Kind ☞Blähungen hervorrufen können! Im Gegensatz zu Linsen oder Bohnen werden gekochte ☞Erbsen meist problemlos vertragen.

Spinat, rote Rüben, Kohl (Wirsing), Fenchel, Sellerie und Zucchini zählen zu den nitratreicheren Gemüsesorten. Wenn Sie Beikost selbst zubereiten, verwenden Sie möglichst Freiland- und kein Glashausgemüse. Wenn frisch geerntetes Gemüse nicht verfügbar ist, soll Tiefkühlgemüse, aber keinesfalls Dosengemüse verwendet werden. Mischen Sie die genannten Gemüsesorten mit anderem Gemüse oder Vitamin-C-reichem Obst (z.B. mit Äpfeln). In Gemüsegläschen ist der Gehalt an ☞Nitrat kontrolliert. Eingesalzenes oder -gesäuertes Gemüse soll zur Entlastung der Nieren im 1. Lebensjahr generell gemieden werden.

Getreide

Getreide und Getreideprodukte (Nudeln, Brot etc.) liefern den Kraftstoff für unseren Körper. Sie versorgen uns mit Energie, ☞Ballaststoffen und den wichtigen B-Vitaminen. Wird vor dem 7. Monat mit Beikost begonnen, sollten ☞Getreidebreie immer ☞glutenfrei sein.

Ist Vollkorn für Babys gesund?

Ihr Kind soll Getreide möglichst in Vollkornqualität bekommen, denn die äußeren Randschichten des Korns sind besonders nährstoffreich. Verwenden Sie jedoch die speziellen Baby-Getreideprodukte! Diese sind durch ein Erhitzungsverfahren besser verdaulich gemacht worden und belasten somit die kindliche Verdauung weniger.
Wenn die Familienkost eingeführt wird (etwa ab dem 10. Monat), können herkömmlicher, gekochter Vollkorngrieß bzw. Haferflocken oder Brot aus fein vermahlenem Vollkornmehl angeboten werden.

Rohes Getreide (Müsliflocken, Haferflocken, Frischkornmüsli) muss in den ersten 2 Lebensjahren gemieden werden, denn es ist schwer verdaulich. Kochen Sie Getreideprodukte immer weich!

Hirse enthält Bestandteile, die für Babys nicht geeignet sind bzw. eine spezielle Zubereitungsweise (Weggießen des 1. Kochwassers) erfordern. Greifen Sie stattdessen zu Hirseflocken für Babys!

Als erste Getreidesorte wird meist Reis eingeführt. Er ist ☞glutenfrei und in sehr vielen Gläschen bereits enthalten. Verwenden Sie in den ersten Beikostmonaten nur einzelne Getreidesorten (☞Beikostplan). Instantflocken (ca. 1-2 EL) können Sie dem erwärmten Obst- oder Gemüsegläschen einfach unterrühren.
Grieß und viele Getreideschleime hingegen müssen aufgekocht werden, damit sich die wohltuenden Schleimstoffe lösen und die Ballaststoffe ausreichend in Wasser quellen können. Der Getreidebrei sollte daher immer eher zu flüssig als zu fest sein. Halten Sie sich an die Zubereitungsangaben auf den Packungen!

Warum braucht mein Kind Ballaststoffe?

Ballaststoffe aus Vollkornprodukten sind für den Säugling wichtig, denn ähnlich einer Bürste putzen sie den Darm des Kindes. Sie gelangen nicht in den Körper, sondern gehen durch den Darm-„Schlauch" wie eine Putzbrigade durch. Ballaststoffe finden sich somit im Stuhl wieder, wodurch die Stuhlmenge steigt und ☞Verstopfung verhindert wird.
Werden zu wenig Ballaststoffe mit der Nahrung aufgenommen, können sich Krankheitserreger im Darm ansammeln und längere Zeit direkt auf die Darmschleimhaut einwirken. Dies belastet die „Schutzpolizei" der Darmschleimhaut, die das Eindringen schädlicher Keime in den Körper verhindern möchte. Ein Mangel an Ballaststoffen über Jahrzehnte hinweg erhöht das Risiko an Dickdarmkrebs zu erkranken. Schon frühzeitig sollen deshalb altersentsprechend Vollkornprodukte einen Teil der kindlichen Ernährung ausmachen.

Sind Vanille, Zimt & Kakao im Getreidebrei sinnvoll?

Gewürze wie Vanille, Zimt oder Kakao sind in der Ernährung des Säuglings nicht notwendig. In den ersten 3 Beikostmonaten sind diese aromatischen Gewürze sicher verfrüht, auch wenn sie nur in kleinen Mengen zugesetzt sind. Beachten Sie, dass Ihr Kind dadurch frühzeitig auf Schokolade, Vanillepudding & Co. geprägt wird. Außerdem schmecken diese Gewürze meist bitter, sodass ☞Zucker oder ☞Honig zugesetzt werden muss.

Kann ich schon Kekse und Kuchen geben?

Babys erster Keks, Kinderzwieback, Biskotti oder Märchenkekse - das Angebot an Kindernaschereien wird immer größer. Diese Produkte enthalten ☞Zucker in verschiedenen Formen, liefern leere Kalorien und sind deshalb nicht als Zwischenmahlzeit geeignet.

In Kuchen, Keksen, Zwieback und Backwaren sind manchmal ☞Eier bzw. Milchpulver versteckt (☞Allergieauslöser). Rezepte für milch- und eifreie Kekse und Geburtstagskuchen für den 1. Geburtstag finden Sie in unserem Rezeptbuch „Rezepte und Tipps für Babys Beikost" (☞Weiterführende Literatur). Beachten Sie, dass die meisten Kekse ☞Gluten enthalten und daher keinesfalls vor dem 7. Monat ausprobiert werden sollen.
Versuchen Sie, Kekse (auch Kinderkekse!), Kuchen und Süßwaren nach Möglichkeit zu vermeiden oder auf die unausweichlichen Geburtstagsfeste einzugrenzen. Zum Knabbern können Sie ein Stück Obst, Reiswaffel oder Brot anbieten, sobald das Kind Getreide (Weizen) erhält.

Kann ich meinem Kind Zwieback anbieten?

Die meisten Zwiebacksorten enthalten Milch bzw. ☞Zucker. Achten Sie deshalb besonders genau auf die Zutatenliste.
Sobald Kinder Zähne haben und Stückchen abbeißen können, können sie sich auch daran verschlucken. Seien Sie daher vorsichtig!

Obst

Früchte enthalten wertvolle Vitamine und ☞Frucht- bzw. ☞Traubenzucker, weshalb sie bei Kindern guten Anklang finden. Obstbreie können auch zum „Süßen" mancher Gemüse- oder Getreidebreie verwendet werden.

Welche Obstsorten soll mein Kind essen?

Verwenden Sie, wenn möglich, das Obst aus dem eigenen Land. Als Beikostobst eignen sich milde, säurearme Obstsorten, z.B. milde Äpfel, Birnen, Pfirsiche, Marillen (Aprikosen), Nektarinen, Bananen, Melonen, Heidelbeeren oder Trauben. Säuerliche Obstsorten (z.B. Zitrusfrüchte, Kiwi, Ananas) und ☞Steinobst, z.B. Zwetschken (Pflaumen), können zu ☞Wundsein führen. Auch Rhabarber, der viel Oxalsäure enthält, ist noch nicht geeignet.

Getränke

Die richtige Auswahl von Getränken ist besonders wichtig, denn der kleine Organismus darf nicht mit zu süßen Getränken, Dicksäften mit Zitronensäure oder gar Limonaden überfordert werden. Wenn das Kind Durst hat, braucht sein Körper schlichtweg Wasser!

Wasser

Am sinnvollsten und billigsten ist es, Leitungswasser zu geben, sofern dies den Qualitätskriterien für die Zubereitung von Säuglingsnahrung entspricht (☞Kapitel „Auf die Wasserqualität kommt es an").
Zumindest im 1. Halbjahr sollte nur abgekochtes Wasser angeboten werden. Sobald Ihr Kind krabbelt und alles Erreichbare in den Mund steckt, wird sein Immunsystem genug Abwehrkraft haben, um auch die evtl. vorhandenen Bakterien des nicht abgekochten Leitungswassers zu verkraften. Wasser (von Hausbrunnen) sollten Sie jedoch immer abkochen, wenn seine Qualität fraglich ist.

Kräuter- oder Früchtetees

Sie können Ihrem Kind als Durstlöscher auch ungesüßten Kräuter- oder Früchtetee anbieten. Bevorzugen Sie lose Tees oder Teebeutel für die Zubereitung. Am besten verwenden Sie biologische Teekräuter aus der Apotheke.
Fenchel und Kamille gelten als „Medizin" und sollten nicht als täglicher Tee verwendet werden. Gut eignen sich Zitronenmelisse und Apfelminze, eine mentholfreie Art der Pfefferminze, bzw. Mischungen mit 1-3 Fruchtsorten.

Viele Früchtemischungen sind aromatisiert und schmecken bzw. riechen intensiv nach der jeweiligen Geschmacksrichtung (z.B. nach Erdbeeren oder Orangen). Diese zugesetzten Aromastoffe belasten jedoch die Nieren des Säuglings.

Fragen Sie daher beim Einkauf nach nicht aromatisierten, milden Mischungen oder lassen Sie sich eine einfache Mischung in einer

Apotheke (Drogerie) zubereiten! Die österreichische Fa. Littlepharm (www.littlepharm.at) bietet unsere Babyteemischungen aus dem Buch „Rezepte und Tipps für Babys Beikost" an. Diese sind in der Apotheke mancherorts erhältlich.

Teemischung

40 g Hagebutten
40 g getrocknete Apfelschalen
5 g Hibiskusblüten

Der zubereitete Tee sollte sehr mild schmecken. Sie können ihn mit abgekochtem Wasser strecken, wenn er zu intensiv schmeckt. Nehmen Sie dann beim nächsten Mal vielleicht etwas weniger Teefrüchte oder mehr Wasser.
Lassen Sie Kräutertee nicht zu lange ziehen (ca. 3 Minuten), da der Tee sonst bitter werden kann. Früchtetee können Sie ca. 10 Minuten ziehen lassen. Manche Sorten (Hibiskus) sind jedoch säuerlich und sollten nur in geringen Mengen beigefügt werden.
Ihr Kind trinkt keinen ungesüßten Tee? Probieren Sie doch einfach, den Tee mit ganz wenig ☞Fruchtsaft zu süßen!

Instanttees

Im Handel gibt es auch viele Instanttees für Säuglinge. Zu ca. 90 % besteht dieser lösliche Tee aus einem Trägerstoff, an dem das Tee-Extrakt haftet. Dieser Trägerstoff ist entweder ☞Haushaltszucker, ☞Maltodextrin oder aufgespaltenes (hydrolysiertes) Eiweiß. „Zahnschonende" Tees mit Eiweißbausteinen als Trägerstoff oder Süßungsmittel sollten bei ☞Allergieprävention und bei ☞PKU gemieden werden.

Verschiedene ☞Zuckerarten - in geringem Maß auch Maltodextrin - können schon im Vorschulalter bei schlechter ☞Zahnpflege zu kariesbefallenen Zähnen führen. Dies passiert vor allem dann, wenn Zucker über einen längeren Zeitraum in der Mundhöhle bleibt, z.B. wenn das Kind mit der Flasche als „Schnullerersatz" im Mund einschläft.

Halten Sie Flaschen mit gesüßtem Tee, verdünntem Obstsaft oder Milchnahrung immer selber, bis das Kind gelernt hat, aus einer ☞Lerntasse bzw. normalen Tasse zu trinken. Plastikflaschen zum

Selberhalten „verführen" manche Kinder zum „Dauernuckeln" und sollten ausschließlich mit Wasser oder ungesüßtem Tee gefüllt sein.

Säfte

Ein beliebtes Getränk ist Fruchtsaft. Dabei wird der relativ hohe Zuckergehalt oft übersehen. Unverdünnter Fruchtsaft ist nicht einmal für Erwachsene ein sinnvoller Durstlöscher. Manche Säfte enthalten so viel Zucker, dass sie eher Durst erzeugen als ihn löschen. Gewöhnen Sie Ihr Kind gar nicht erst an unverdünnte Säfte! Zwischen dem 7. und 9. Monat kann dem Wasser mit einer Spur Saft (z.B. 1 Teil Fruchtsaft zu 8 Teilen Wasser) Geschmack und Farbe verliehen werden, wenn Ihr Kind ☞Wasser alleine nicht mehr trinken mag.
Pure Fruchtsäfte entsprechen dem Obstbrei und ersetzen ihn! Im Beikostalter ist es besser, Obstbrei zu geben, denn in der ganzen Frucht sind verdauungsfördernde ☞Ballaststoffe enthalten. Ab dem 10. Monat kann der Obstbrei ab und zu durch verdünnten Fruchtsaft (zumindest 1:1, besser jedoch stärker verdünnt) ersetzt werden.

Dabei kommt es auch darauf an, welchen Saft Sie geben. Frisch gepresste Obstsäfte, Direktsäfte oder speziell für Säuglinge gefertigte Säfte, z.B. milder Apfelsaft, Traubensaft, Birnen- oder Marillensaft (Aprikosensaft), eignen sich am besten. Säfte aus Fruchtsaftkonzentrat sind im 1. Lebensjahr nicht geeignet. Sie werden durch Erhitzen eingedickt (Konzentrat) und später wieder mit Wasser aufgefüllt. Dadurch kann der erhöhte Säureanteil zu ☞Wundsein führen.
Gemüsesäfte (z.B. Karottensaft) sind in der Regel weniger zuckerhaltig als Fruchtsäfte, trotzdem sollen auch sie mit Wasser verdünnt werden. Frische Gemüsesäfte (z.B. frisch gepresster Karottensaft) werden erst im 10. Monat empfohlen.
Zur Verbesserung der Aufnahme von ☞Eisen aus selbst hergestellten fleischhaltigen und ☞vegetarischen Breien wird die Zugabe von Babysäften mit einem Gehalt von mindestens 40 mg Vitamin C pro 100 ml empfohlen. Pro 190 g Brei (das entspricht der Menge eines Gläschens „nach dem 4. Monat") werden ca. 3 EL (30 g) zugesetzt.

Kaffee, Schwarztee, Eistee, Fruchtdicksaft, Fruchtnektar, Fruchtsaftgetränke, Limonaden (inkl. colahaltige Getränke), Energydrinks und alle alkoholischen Getränke sind im Säuglingsalter unbedingt zu meiden!

Wie viel soll mein Kind trinken?

Muttermilch und ☞PRE-Nahrungen sind relativ dünnflüssig, sodass normalerweise keine zusätzliche Flüssigkeit notwendig ist. Muttermilch passt sich sogar dem erhöhten Bedarf bei sommerlich heißen Temperaturen an, bei Fieber kann allerdings die Gabe von Extra-Flüssigkeit nötig sein.
In den ersten 4 Monaten trinkt der Säugling etwa 750 ml Muttermilch oder Milchnahrung. Später steigt sein Flüssigkeitsbedarf auf ca. 1 l an, wovon etwa die Hälfte durch die Milchnahrung, die andere Hälfte durch den Wassergehalt von Gemüse- und Obstbreien gedeckt wird. Bieten Sie anfangs (während und) nach den Beikost-Mahlzeiten löffelweise Wasser oder ungesüßten Tee an. Das unterstützt auch die ☞Zahnpflege.
Sobald der Säugling (festere) Beikost erhält, sollten zwischendurch immer Getränke angeboten werden, sodass das Kind bei Bedarf seinen Durst löschen kann. Mit einem Jahr braucht das Kind täglich ca. 600 ml Getränke und 300 ml Muttermilch oder Milch (evtl. als Säuglingsmilchnahrung oder entsprechend als Milchprodukt). Seien Sie auch für Durst gerüstet, wenn Sie unterwegs sind! Und reagieren Sie auf erhöhten Bedarf bei intensivem Spiel, bei Hitze oder bei Fieber!

Milch und Milchprodukte

Über Milch in Form von ☞Säuglingsmilchnahrung oder ☞Kuh-, Schaf- bzw. Ziegenmilch ist in diesem Buch schon viel berichtet worden. Noch offene Fragen zu Milchprodukten sollen im Folgenden beantwortet werden.

Ab wann darf ich Kuhmilch verwenden?

Deutsche Fachgremien empfehlen die Verwendung von pasteurisierter Vollmilch oder H-Milch mit 3,5 % Fett zur Zubereitung des Getreidemilchbreies ab dem 8. bzw. 9. Lebensmonat, wenn nicht gestillt wird und kein Verdacht auf Kuhmilchallergie bzw. kein hohes Allergierisiko besteht. Kuhmilch als Getränk darf erst nach dem 1. Lebensjahr schrittweise eingeführt werden!
Die Ernährungskommission der Schweizerischen Gesellschaft für Pädiatrie empfiehlt frühestens nach einem Alter von 10-12 Monaten die Verwendung von Vollmilch.

In Österreich rät die Ernährungskommission der Gesellschaft der Kinderärzte, im 1. Lebensjahr ganz auf Kuhmilch zu verzichten.
Die Milch sollte sowohl für die Zubereitung des Getreidebreies als auch für die Verwendung als Trinkmilch nach dem 1. Lebensjahr von besonders guter Qualität sein.
Verwenden Sie dabei unbedingt pasteurisierte Milch (oder H-Milch) mit 3,5 % (3,6 %) Fettgehalt. Nach Möglichkeit sollte diese von biologischer Qualität und optimaler Frische (z.B. „Frischmilch") sein.

Bei bereits bestehendem Jugenddiabetes in der Familie sollte Kuhmilch vorsichtshalber im gesamten 1. Lebensjahr gemieden werden. Es liegt der Verdacht nahe, dass zu frühe Kuhmilchgabe für die Erkrankung an Jugenddiabetes mitverantwortlich ist.

Kann ich Reismilch statt Vollmilch verwenden?

Reismilch ist der wässrige Auszug von Reis und ist meist gesüßt. Keinesfalls ist sie als Milchersatz geeignet, weil wichtige Nährstoffe fehlen. Zur Zubereitung des Getreidebreis kann sie evtl. dann verwendet werden, wenn mind. zu 2 Mahlzeiten gestillt oder die Flasche gegeben wird.

Ist Joghurt für Säuglinge geeignet?

Dieses Milchprodukt hat das Image eines gesunden Lebensmittels, da sich die enthaltenen, lebenden Milchsäurebakterien beim Erwachsenen positiv auf die Bakterienbesiedelung des Darmes auswirken. Dieser gesundheitsfördernde Effekt besteht jedoch nicht, wenn Joghurt gekocht bzw. sterilisiert wird. Letzteres ist in allen Gläschenprodukten mit Joghurt der Fall.
Im Obst-Getreide-Brei (Zwischenmahlzeit) ist Joghurt genauso unnötig wie ☞Rahm oder ☞Vollmilch. In der Schweiz gibt es spezielle Joghurts schon ab dem 7. Monat.
In allen Sauermilchprodukten ist Milchsäure enthalten, die in den ersten 10 Monaten den kindlichen Stoffwechsel belastet. Außerdem würde das Kind mit der Gabe von weiteren Milchprodukten zu viel Eiweiß aufnehmen, was die Nieren überfordern kann.
Wir empfehlen bis zum Ende des 12. Monats mit Joghurts, Fruchtzwergen, Früchte-Duett, Joghurt-Töpfchen, Frucht & Joghurt,

Pudding und Topfen(Quark)desserts zu warten. Sie sollten auch im ☞Kleinkindalter nicht „maßlos" eingesetzt werden, da sie zum Teil große Mengen an Fett und Zucker enthalten.

Fleisch, Fisch und Eier

Diese Lebensmittelgruppe versorgt Ihr Kind hauptsächlich mit Eiweiß, das für das Wachstum und den Aufbau der Muskeln gebraucht wird. Eiweißreiche Lebensmittel werden regelmäßig benötigt, dürfen aber nur in kleinen Mengen angeboten werden, damit die Nieren des Kindes nicht überfordert werden.

Wie viel Fleisch brauchen Babys?

Mageres Rind-, Kalb- oder Schweinefleisch (salzarmer Schinken), Huhn, Truthahn und Lammfleisch liefern dem Säugling gut verwertbares Eisen. Die empfehlenswerte Menge Fleisch bei Selbstzubereitung beträgt 6-mal pro Woche anfangs 20 g, später 30 g. Vielen Eltern erscheint diese Gabe von Fleisch zu häufig. Dabei wird übersehen, dass die gereichten Mengen klein sind und der Säugling sich im Vergleich zum Erwachsenen sogar „relativ fleischarm" ernährt. Ein Baby isst etwa die Hälfte der Gemüseration eines Erwachsenen, aber weniger als ein Zehntel der Fleischmenge.
Vor allem, wenn Gläschenprodukte als Beikost gewählt werden, ist die durchschnittliche Fleischaufnahme gering. Denn in Fleischgläschen sind in der Regel nur etwa 8 % - also ca. 15 g - Fleisch pro Gläschen enthalten. Daher sollten zumindest 6 Fleischgläschen pro Woche auf dem Speiseplan stehen, um gemeinsam mit dem Eisen aus der ☞Muttermilch bzw. der ☞Säuglingsmilchnahrung den Eisenbedarf gut abdecken zu können.

Welche Qualität soll das verwendete Fleisch haben?

Werden Fleischbreie selbst zubereitet oder später durch Fleisch- oder Wurstwaren ergänzt, sollte Wert auf gute Fleischqualität gelegt werden (Quellen für BIO-Fleisch ☞Adressverzeichnis).
Der Medienrummel rund um den Rinderwahnsinn (BSE) hat sich mittlerweile gelegt. Hersteller von Säuglings- und Kleinkindnahrungen haben sich verpflichtet, strenge Sicherheitsvorkehrungen zum Schutz vor BSE einzuhalten und nur Rinder von Vertragsbauern zu verwen-

den. Ein zusätzlicher Schutzfaktor ist eine biologische Qualität des Rindfleisches. Sie garantiert, dass die Tiere nur mit pflanzlichem Futter (bzw. Kälber mit Kuhmilch) ernährt wurden.

Kann ich mein Kind ohne Fleisch ernähren?

Häufig fragen Vegetarier, ob sie ihr Kind fleischlos ernähren können. Prinzipiell ist dies möglich, jedoch erfordert es eine optimale Kombination anderer ☞eisenreicher Lebensmittel und eine Ergänzung durch ☞„mit Eisen angereicherte" Gläschen bzw. evtl. sogar durch Eisenpräparate. Denn Fleisch ist mit Abstand der beste Eisenlieferant unserer Nahrung.

In Fleisch liegt ☞Eisen nämlich in derselben Form vor wie in unseren Muskeln. Daher können wir etwa 20 % des Eisens aus Fleisch nutzen, während Eisen aus pflanzlichen Lebensmitteln nur zu 2-7 % nutzbar ist. Selbst unter günstigsten Bedingungen (☞vegetarische Ernährung) stehen uns aus pflanzlichen Nahrungsmitteln nur durchschnittlich 10 % des Eisens zur Verfügung.

Somit sind große Mengen Nahrung notwendig, wenn man sich ausschließlich pflanzlich ernähren will. Die Menge, die ein Baby verspeisen kann, ist jedoch begrenzt. Ohne Fleisch in der Beikost, ist es schwer, den vergleichsweise hohen Bedarf an ☞Eisen zu decken, den Ihr Baby infolge der raschen Vermehrung von Muskelgewebe und Blut hat. Dazu kommt, dass kleine Mengen Fleisch in einem Gemüse-Getreide-Brei die Eisenaufnahme insgesamt verbessern. Deswegen wird empfohlen, die Fleischmenge möglichst auf 6 kleine Portionen pro Woche zu verteilen.

Fleischlose Ernährung (gemäßigter Vegetarismus, also pflanzliche Ernährung mit Muttermilch oder Säuglingsmilchnahrung) ist im Säuglingsalter daher wenig empfehlenswert, aber mit einigem Aufwand möglich.

Hingegen muss strenger Vegetarismus (ohne Fleisch, Milch, Eier und Fisch) für stillende Mütter, Säuglinge und Kleinkinder als Ernährungsform strikt abgelehnt werden. Es kommt dadurch zu Engpässen in der Versorgung mit Eiweiß, Calcium, Eisen, Vitamin D, Vitamin B_2 und Vitamin B_{12}. Vitamin-B_{12}-Mangel kann die Nervenfunktion und die Hirnentwicklung des Säuglings nachhaltig beeinträchtigen!

Welche pflanzlichen Kombinationen sind eisenreich?

Soll das Kind fleischlos ernährt werden, dann ist auf eine sorgfältige Kombination von eisenreichen pflanzlichen Lebensmitteln und auf begünstigende Faktoren für die Eisenaufnahme zu achten.
Als eisenreiche Gemüsesorten eignen sich wahlweise Karfiol (Blumenkohl), Kohlgemüse, Brokkoli, Paprika, Fenchel oder Kohlrabi. Unter den Getreidesorten nimmt Hafer als Beikost-Lebensmittel den größten Stellenwert ein. Ab dem 9. Monat könnten statt Haferschleim auch Hirseflocken für Babys verwendet werden. Herkömmliche Hirse ist nur dann geeignet, wenn das „erste" Kochwasser weggegossen wird, denn sie enthält für Säuglinge ungeeignete lösliche Bestandteile.
Auch Hülsenfrüchte (Erbsen, Soja) sind eisenreich. Eine Mischung von Karotten-Erbsen mit Hirseflocken, Saft und Öl wäre als Alternative zum eisenreichen ☞Gemüse-Hafer-Brei geeignet. „Mit Eisen angereicherte" Gemüsegläschen bzw. „Spinat mit Naturreis" (ergänzt durch Saft und Öl) kommen ebenfalls in die engere Wahl für vegetarische Beikost. Ab dem 10. Monat kann auch grätenfreier ☞Fisch, dessen Eisen zu 15 % ausgenutzt werden kann, auf dem Speiseplan stehen. Dieser wird jedoch nicht empfohlen, wenn das Kind allergiegefährdet ist.

Die Ausnutzbarkeit von Eisen aus pflanzlicher Nahrung wird verbessert, wenn gleichzeitig Fleisch oder Vitamin-C-reicher Saft aufgenommen wird. Zu den begünstigenden Nahrungsbestandteilen zählen auch Fruchtzucker und Zitronensäure aus Früchten und Fruchtmus.

Gleichzeitig tierische Milch bzw. Milchprodukte in der Speise wirken sich hemmend auf die Eisenaufnahme aus. Muttermilch verfügt hingegen über das Eiweiß Laktoferrin, das Eisen an sich bindet und leicht aufnehmbar macht.

Tierische Milch enthält außerdem selbst nur wenig und schlecht ausnutzbares Eisen (Ausnahme ☞Muttermilch). Wenn nicht gestillt wird, sollte als Abendmahlzeit der Getreide-Milch-Brei mit industriell gefertigter Säuglingsmilchnahrung zubereitet werden, da diese ☞„mit Eisen angereichert" ist.
Vitamin C verdoppelt die Eisenaufnahme, d.h. es erhöht sie auf ca. 10 %, wenn es gleichzeitig mit der pflanzlichen Nahrung aufgenommen wird. Ideal ist somit die Kombination von eisenreichem Getreide

und Obst, etwa als Früchte-Hafer-Brei oder als „Obstbrot" (Rezept aus „Pfiffige Rezepte für kleine und große Leute" ☞Weiterführende Literatur). Hier ein Beispiel für einen vegetarischen Mittagsbrei:

Gemüse-Hafer-Brei (8. bis 9. Monat)

Menge für eine Gläschenportion

100 g BIO-Gemüse
50 g BIO-Kartoffeln
2 EL Wasser
10 g Baby-Haferflocken (Haferschleim)
3 EL Orangensaft
1 EL Öl
7-mal pro Woche als vegetarischer Mittagsbrei.

Dünsten Sie das geputzte, klein geschnittene Gemüse mit den Kartoffeln in wenig Wasser weich, und fügen Sie Baby-Haferflocken, Fruchtsaft (☞Allergieprävention) und Wasser hinzu. Dem Alter des Kindes entsprechend fein pürieren und 1 EL Maiskeim- oder Rapsöl unterrühren. Fertig ist der Mittagsbrei!

Quelle: „Rezepte und Tipps für Babys Beikost" ☞Weiterführende Literatur

Ist Ihr Kind allergiegefährdet oder reagiert es auf den frisch gepressten Orangensaft (☞Zitrusfrüchte) mit ☞Wundsein, können Sie stattdessen einen anderen, für Säuglinge geeigneten ☞Saft verwenden, der mind. 40 mg Vitamin C pro 100 ml enthält. Milder Apfelsaft enthält häufig nur 30 mg Vitamin C - nehmen Sie davon einfach 4 EL Saft und 1 EL Wasser.

Anstelle der Fruchtsäfte kann ab dem 10. Lebensmonat etwa eine gleich große Menge Vitamin-C-reiches Fruchtmus aus Beeren oder ☞Kiwis verwendet werden. Vereinzelt wird dies aber nicht vertragen. Als Alternative können auch Baby-Hirseflocken für diesen Brei verwendet werden.

Ist das Kind auffällig blass, kann Eisenmangel die Ursache sein. Sprechen Sie bei alternativer Ernährungsweise bitte immer mit Ihrem Arzt bzw. einer Ernährungsfachkraft darüber, ob und wie Sie die Nahrung Ihres Kindes ergänzen müssen!

Darf mein Kind Schinken oder Wurst essen?

Oft berichten Eltern, dass ihren Kindern beim Fleischhauer (Metzger) Schinken oder Wurst angeboten wird. Diese lieb gemeinte Aufmerksamkeit ist jedoch im 1. Lebensjahr keinesfalls sinnvoll. Denn ☞Schinken und Wurstwaren enthalten sehr viel Salz und belasten die Nieren. Sie sollten Wurstwaren jeglicher Art daher frühestens mit Ende des 1. Lebensjahres anbieten. Schinken in Gläschenprodukten wird speziell für Säuglinge salzreduziert hergestellt und kann deshalb im ☞Beikostplan Verwendung finden.

Kann ich meinem Kind Fisch bzw. Fischgläschen geben?

Im Urlaub werden Eltern oft mit anderen Gläschenprodukten konfrontiert. So werden in skandinavischen und südlichen Ländern (Frankreich, Spanien, Italien) schon früh Gläschen mit Meeresfisch (z.B. mit Dorsch) angeboten. Fisch liefert hochwertiges Eiweiß, wertvolle Mineralstoffe (z.B. Jod, Eisen) und zudem die sogenannten „Fischöle". Letztere enthalten spezielle Fettsäuren, die nicht nur im Fischfett, sondern auch in der Muttermilch vorkommen. Diese haben eine wichtige Funktion für das Wachstum des Kindes. Fisch ist in der Ernährung von Stillenden und Kleinkindern von großer Bedeutung.

„Ab dem 8. Monat" ist Fisch allerdings noch kein geeignetes Lebensmittel, da Fisch ein starker ☞Allergieauslöser ist! Frühestens ab dem 10. Monat, besser erst im 2. Lebensjahr, kann einmal pro Woche gedünsteter Fisch (z.B. Forelle, Saibling, Hecht, Lachs, Scholle) auf dem Speiseplan Ihres Kindes stehen. Es muss sichergestellt sein, dass der Fisch grätenfrei ist. Bei erhöhtem Allergierisiko soll Seefisch auch im 2. Lebensjahr gemieden werden.

Mit dem Weglassen von Meeresfisch fehlt eine bedeutende Jodquelle für Ihr Kind. Alternative Jodlieferanten können Brokkoli, Karotten, Champignons, Grünkohl, Feldsalat und - ab dem 2. Lebensjahr - die Verwendung von Jodsalz sein. Kohl- und Rübensorten (z.B. Kraut bzw. Weiß- oder Rotkohl, Kohlrabi) verschlechtern die Aufnahme von Jod in den Körper und sollen deshalb nicht gleichzeitig mit Jodlieferanten verwendet werden.

Sind Eier empfehlenswert?

Eier zählen zu den eiweiß- und vitaminreichen Lebensmitteln. Aufgrund des sehr hohen Eiweißgehaltes sollen Eier jedoch erst ab einem Jahr in den Speiseplan aufgenommen werden. Sie lösen manchmal Allergien aus, sodass mittlerweile auch das Eigelb erst ab dem 2. Lebensjahr empfohlen wird.
Daher wird geraten, beim ☞Umstieg auf Familienkost nur eifreie Teigwaren zu verwenden.

Fette

Nahrungsfette sind unsere kompaktesten Energieträger. Sie sind wichtig für das Wachstum und versorgen den Körper mit den fettlöslichen Vitaminen A, E, D und K.

Welches Öl soll ich verwenden?

Ist das Kind eher hungrig und ist im Mittagsgläschen kein Öl enthalten (☞Zutatenliste), können Sie 1 TL Öl zufügen. Die Zugabe erfolgt direkt vor der Mahlzeit, denn das Öl muss nicht aufgekocht werden. Selbst gefertigte Breie sollen ab dem 7. Monat je 100 g etwa 1 TL Fett enthalten.
Geeignete Ölsorten sind Rapsöl, Sojaöl, Maiskeim- oder Sonnenblumenöl. Diese enthalten wichtige „ungesättigte" Fettsäuren (z.B. Linolsäure), die der Körper für das Zellwachstum braucht. Butter wird erst mit Beginn der Familienkost auf dem Brot angeboten.

Kaltgepresste Öle werden aufgrund der darin enthaltenen natürlichen Aromastoffe der Ölfrüchte erst ab dem 10. Lebensmonat empfohlen. Es sollen in den ersten Beikostmonaten nur warmgepresste Öle verwendet werden, auch wenn sie leider nicht in BIO-Qualität zur Verfügung stehen. Ab dem 10. Monat können Sie auf ein biologisches, kaltgepresstes Öl wechseln.

Allergieprävention im Säuglingsalter

Die wichtigsten Maßnahmen zur Verhinderung von Allergien (Allergieprävention) werden in den ersten 6 Lebensmonaten gesetzt. In diesem Zeitraum ist das Kind besonders anfällig, Allergien auf Lebensmittel zu entwickeln, speziell wenn es ein erhöhtes ☞Allergierisiko hat. Deshalb soll im 1. Lebenshalbjahr jegliche Beikost (Tee, Säfte, Breie), vor allem solche mit häufig allergieauslösendem artfremden Eiweiß (Kuhmilch, Soja), gemieden werden. Hier eine kurze Zusammenfassung der wichtigsten Maßnahmen:

Überblick - Maßnahmen im 1. Lebenshalbjahr

• Der beste Schutz für Ihr Kind gegen eine Allergie liegt in einer langen Stillzeit. Stillen Sie möglichst 6 Monate ausschließlich und beginnen Sie frühestens Anfang des 7. Lebensmonats schrittweise mit der Beikost.

• Informieren Sie das Krankenhauspersonal rechtzeitig über eine Allergiegefährdung Ihres Kindes, sodass bei eventueller Zufütterung nur HA-Nahrung verwendet wird. Herkömmliche Säuglingsmilchnahrung enthält ungespaltenes Kuhmilcheiweiß und ist somit nicht geeignet.

• Soja-Nahrungen sind zur Vorbeugung von Allergien nicht geeignet, da sie ebenso oft Allergien auslösen können. Auch ☞Schaf-, Ziegen- oder Stutenmilch sind nicht zu empfehlen. Denn es handelt sich ebenfalls um artfremdes Eiweiß, das ein Allergieauslöser sein kann, und die Zusammensetzung der unveränderten Milchen deckt sich nicht mit dem Nährstoffbedarf eines Säuglings.

• Vermeiden Sie im 1. Halbjahr Kräutertees, sofern diese nicht zu medizinischen Zwecken eingesetzt werden. Zuckerfreie ☞Instanttees sind meist mit speziellen Eiweißbausteinen gesüßt. Jedes überflüssige Eiweiß birgt ein zusätzliches Allergierisiko. Als Durstlöscher ist Wasser nach wie vor das geeignetste Getränk. Ab dem 7. Lebensmonat können Sie ungesüßten ☞Tee anbieten.

• Neben der Ernährung mit (der richtigen) Milch kommt der Pflege der Haut eine besondere Bedeutung zu. Verzichten Sie auf sämtliche Pflegeprodukte, sie sind meistens nicht notwendig! Baden Sie

Ihr Kind in klarem Wasser ohne Badezusatz, und verwenden Sie beim Wickeln weder Öl- noch Feuchttücher, sondern einen feuchten Waschlappen zur Reinigung! Pflegeprodukte für Babys Haut können evtl. Kuhmilchbestandteile (z.B. Molkepulver) bzw. andere Allergieauslöser enthalten. Lesen Sie das Etikett!

• Verwenden Sie beim Waschen der Babywäsche nur wenig Waschpulver, und schalten Sie ein zusätzliches Spülprogramm ein. Waschmittelrückstände sollten nicht auf empfindliche Haut kommen. Statt eines Weichspülers können Sie zum Neutralisieren der Waschlauge ca. 1 EL Essig beim Spülen beigeben.

Es kam vereinzelt vor, dass Firmen - trotz eines auf den Anforderungskärtchen angegebenen, erhöhten Allergierisikos des Kindes - herkömmliche Folgenahrung als Probe versandt haben. Achten Sie deshalb immer darauf, nur die entsprechende Nahrung zu geben!

Maßnahmen im 2. Lebenshalbjahr

Allergieprävention kann Allergien nicht zu 100 % verhindern. Allerdings verringern die vorbeugenden Maßnahmen, die im 1. Lebensjahr getroffen werden, im gesamten Kleinkindalter die Häufigkeit, an einer Lebensmittelallergie zu erkranken. Allen Eltern von ☞allergiegefährdeten Kindern sollte Allergieprävention daher einen Versuch wert sein! Denn es macht einen Unterschied, ob „sich das Kind mit einem halben Jahr am ganzen Körper oder mit 5 Jahren ein wenig hinterm Ohr kratzt" - wie das eine Kinderärztin sehr treffend formulierte.

• Frühester ☞Beikostbeginn ist Anfang des 7. Monats. Als Mittagsmahlzeit soll Ende des 7. Monats ein eisenreicher Brei (z.B. Karotten-Kartoffel-Fleischbrei) angeboten werden. Gerade allergiegefährdete Säuglinge lehnen manchmal Beikost noch im 7. oder 8. Monat gänzlich ab. Probieren Sie ab und zu, wieder Beikost anzubieten und vertrauen Sie ansonsten auf den Instinkt Ihres Kindes. Muttermilch enthält gut verfügbares Eisen und industrielle Säuglingsnahrungen sind mit Eisen angereichert, sodass kein schwerer Eisenmangel zu befürchten ist. Fragen Sie im Zweifelsfall Ihren Kinderarzt um Rat.

• Ergänzend zur Beikost soll weiterhin gestillt werden, im Idealfall im gesamten 1. Lebensjahr und länger, wenn Sie und Ihr Kind es wollen.

• Bei erhöhtem ☞Allergierisiko soll immer nur ein Lebensmittel nach dem anderen eingeführt werden. Eine mögliche Abfolge finden Sie im ☞Beikostplan. Die Zeit zwischen den einzelnen neu dazugenommenen Lebensmitteln sollte etwa 1 Woche betragen. Die Auswahl an Zutaten sollte jedoch zumindest 5 Tage beibehalten werden, wobei die neue Zutat mindestens 3-mal hintereinander gegeben werden soll. Sie können aber verschiedene Breie mit der neuen Zutat ausprobieren.
Verzögerte Allergiereaktionen treten bis zu 3 Tage nach dem Beginn des Fütterns einer neuen Sorte auf. Aufgrund des Zeitabstandes wird es im Fall allergischer Reaktionen für Sie bzw. Ihren Arzt offensichtlicher, welches Lebensmittel der Allergieauslöser war. Gehen Sie im ☞Beikostplan nach der (ganz rechten) Spalte „Allergieprävention" vor, beobachten Sie das Allgemeinbefinden Ihres Kindes und achten Sie auf ☞Allergiesymptome!

• Für allergiegefährdete Kinder sind einfache Breie mit wenigen Zutaten am besten, egal ob als Gläschenkost oder selbst gekocht. Vermeiden Sie in den ersten 2 Beikostmonaten Breie mit mehr als 3-4 Zutaten excl. Öl- und Saftzugabe. Manche Hersteller kennzeichnen diese Gläschenbreie durch ein großes „A". Lesen Sie trotzdem immer die Angaben auf dem Etikett! Auch später ist es nicht sinnvoll, jedes „Gemüseallerlei" oder „Vielkornflocken" zu verwenden. Die Anzahl der Lebensmittel sollte nur so groß sein, dass eine ausgewogene Ernährung sichergestellt ist! Eine zu abwechslungsreiche Kost ist in diesem Fall unnötig.

• Der allergieauslösende Bestandteil eines Lebensmittels ist Eiweiß. Dieses wird beim Kochen verändert (denaturiert) und kann dadurch (z.B. in Äpfeln) seine allergieauslösende Wirkung verlieren. Führen Sie deshalb neue Lebensmittel immer erst in gekochtem Zustand ein und beobachten Sie die Verträglichkeit, bevor Sie sie roh anbieten.

Häufige Allergieauslöser

Kuhmilch, Hühnerei, Soja, Weizen, Fisch und Nüsse sind jene Lebensmittel, die häufig eine Allergie auslösen. Durch Weglassen dieser Lebensmittel kann das Auftreten von Allergien zwar oft nicht verhindert, aber auf einen späteren Zeitpunkt verschoben werden. Beim

Verzicht auf diese Lebensmittel muss eine ausreichende Versorgung mit allen wichtigen Nährstoffen gewährleistet sein. Lassen Sie sich von Ihrem Arzt bzw. einer Ernährungswissenschaftlerin beraten, bevor Sie diese Nahrungsmittel aus dem Speiseplan Ihres Kindes streichen!

Kuhmilch

Kuhmilch ist eine der häufigsten Ursachen für eine Lebensmittelallergie im Säuglingsalter.
Obwohl nicht erwiesen ist, dass bei generellem Weglassen der Kuhmilch weniger Allergien auftreten, empfehlen wir die Einführung von Kuhmilch erst ab der Umstellung auf Familienkost mit Ende des 1. Lebensjahres. So kann, vor allem wenn bereits eine Allergie auf Kuhmilch in der Familie vorkommt, das Auftreten einer Kuhmilchallergie noch etwas hinausgezögert werden. Als Milchnahrung sollte im 1. Lebensjahr idealerweise nur Muttermilch angeboten werden. Ist dies nicht (mehr) möglich, wird eine Spezialnahrung (☞HA-Nahrung oder bei Allergie auf Kuhmilch eine ☞Semi-Elementar-Nahrung) gegeben. Diese kann auch zur Zubereitung des ☞Getreide-Milch-Breies verwendet werden.

Hat der Kontakt mit Kuhmilch durch herkömmliche Säuglingsmilchnahrung, Probepackungen davon, milchhaltige Gläschen, Fertig-Milchbrei, milchhaltige Kekse etc. bereits mehrfach stattgefunden und wurde keine Reaktion beobachtet, brauchen die vorbeugenden Maßnahmen zur Prävention von ☞Kuhmilchallergie nicht weiter eingehalten werden. Wenn jedoch Allergiesymptome aufgetreten sind, ist der Kinderarzt oder ein Allergologe hinzuzuziehen!

Mittlerweile gibt es auch Fertigbreie mit HA-Nahrung (Fa. Milupa), die jedoch ziemlich gesüßt sind. Bei hohem Allergierisiko ist auch die Gabe des gluten-, soja- und milcheiweißfreien Breies „Sinlac" (Nestlé) geeignet.

Vermeiden Sie jede Art tierischer ☞Milch und Milchprodukte, wie z.B. Vollmilch, Magermilch, Molke, ☞Joghurt, Topfen (Quark), Rahm (Sahne), Butter, Milchpulver. Milcheiweiß kann in Gläschen, Fertig-Milchbreien, ☞Keksen, Zwieback, Semmeln (Brötchen), Brot aus Backmischungen, Kipferln (in hörnchenförmigem Briochegebäck) und anderen Backwaren versteckt sein. Bei den folgenden Bezeichnungen in der Zutatenliste müssen Sie mit Kuhmilcheiweiß rechnen: Milchprotein, Milchserum, Milchzucker, Laktose, Molkenpulver, Molkenprotein, Laktalbumin, Laktoglobulin und Casein (Kasein).

Wurst- und Margarinesorten enthalten manchmal Milchpulver! Lesen Sie die Zutatenliste genau durch!
Kuhmilchallergiker müssen auch bei der Verschreibung von Medikamenten (z.B. von homöopathischen Mitteln, Vitamin D-Präparaten) auf laktosefreie Produkte achten!

Allergiegefährdete Kinder beginnen erst etwa im 12. Lebensmonat am Familientisch mitzuessen. Ab dann kann Kuhmilch - zuerst probeweise verdünnt, nach und nach unverdünnt - angeboten werden. Machen Sie zuvor einen Test, indem Sie etwas Kuhmilch auf den Handrücken des Kindes tropfen und leicht verreiben. Sollten Hautreaktionen auftreten, kontaktieren Sie bitte Ihren Kinderarzt!

Eier

Hühnereier können häufig sehr heftige Allergiereaktionen auslösen und sollten deshalb generell im 1. Lebensjahr gemieden werden. Gleiches gilt für alle eihaltigen Produkte (☞Eierteigwaren, verschiedene Brote und Backwaren, panierte Fleisch- u. Fischprodukte, Knödel, Mayonnaise, Suppen, Eis usw.). Vielfach wird die Vermeidung von Eiern auch im 2. Lebensjahr empfohlen. Dies ist jedoch in der Praxis schwer durchführbar und hauptsächlich dann angeraten, wenn Sie, Ihr Partner oder ein Geschwisterkind bereits eine Allergie auf Eier oder auf Vogelfedern haben. Dann beachten Sie bitte auch, dass manche Shampoos und viele Impfstoffe dieses Eiweiß enthalten. Erkundigen Sie sich bei Ihrem Kinderarzt!

Fisch

Zu den Lebensmitteln, die häufig starke Allergien auslösen, zählt auch ☞Fisch. Ist das Kind allergiegefährdet, sollen speziell Meeresfisch und andere Meeresfrüchte - sogar noch im 2. Lebensjahr - gemieden werden. Bei Weglassen von Fisch müssen andere ☞Jodlieferanten und Omega-3-Fettsäurequellen, wie Rapsöl, verwendet werden.

Nüsse

Eine Allergie auf Hasel- oder Walnüsse kommt bei Säuglingen und Kleinkindern zwar selten vor, verläuft dafür aber umso heftiger. Allergien auf Erdnüsse (diese sind botanisch nicht mit den Nüssen verwandt) kommen im Kleinkindalter immer häufiger vor und haben einen ebenso dramatischen Verlauf.
Nüsse sollten generell in den ersten beiden Lebensjahren gemieden werden, auch wenn kein Allergierisiko besteht. Sie sind häufig Ursache von Verschluckungsunfällen.
Leider kommen Nüsse sehr oft versteckt in den Lebensmitteln vor: z.B. in Brot, Backwaren, Cornflakes, Süßigkeiten oder Schokolade. Wenn in der Zutatenliste pflanzliches Eiweiß oder pflanzliches Fett angegeben sind, können sich auch Nussbestandteile dahinter verstecken. Auch die Herstellung von Lezithin (E322) kann aus Erdnüssen (oder Soja bzw. Hühnerei) erfolgen. Das Weglassen von Lezithin ist allerdings nur für starke Allergiker von Bedeutung.

Soja

Säuglingsnahrungen auf Sojabasis haben in den USA die Anzahl an Soja-Allergikern emporschnellen lassen. Deshalb werden ☞Soja-Nahrungen nicht zur Allergieprävention empfohlen. Ebenso sollten Getreide-Soja-Breie (z.B. SOM Brei, Fa. Milupa) nur eingesetzt werden, wenn bereits Soja-Nahrung als Muttermilchersatz angeboten wird (☞Sojamilch).
Kuhmilchallergiker entwickeln häufig auch eine Allergie auf Soja. Beim Selberkochen der Beikost lässt sich Soja relativ einfach vermeiden. Bei der Umstellung auf Familienkost wird es schwieriger, da Soja in der Herstellung verschiedenster Lebensmittel wie Brot und Backwaren, Wurst, Brotaufstriche, Margarine, sehr vielen Fertiggerichten, Suppen, Saucen und Süßwaren Verwendung findet. Folgende Bezeichnungen in der Zutatenliste lassen auf Sojaprodukte schließen: pflanzliches Eiweiß (Protein), pflanzliches Fett, Emulgator, Stabilisator, Lezithin (E322), Bindemittel usw.

Weizen

Weizen ist hierzulande der Hauptauslöser für Getreideallergien. Um die Einführung von Weizen hinauszuzögern, verwenden Sie als Getrei-

deflocken zunächst Reis und später ☞Hirse. Als erstes glutenhaltiges Getreide führen Sie Hafer ein, denn es fällt um vieles leichter ein Leben lang auf ☞Hafer (oder Gerste bzw. Roggen) zu verzichten als auf Weizen, sollte eine Allergie darauf auftreten. In unseren Breiten ist Weizen das Hauptgetreide und dementsprechend „überall" (in Nudeln, Brot, Backwaren, Desserts, Zwieback...) enthalten. Folgende Bezeichnungen in der Zutatenliste deuten auf ein Weizenprodukt hin: Grieß, Mehl, Stärke, Kleie, Getreideflocken, Bindemittel, Backpulver, Malz, Semmelbrösel (Paniermehl)...
Weizenallergiker sollten wissen, dass auch Dinkel und Grünkern (Urformen des Weizens), Roggen, Gerste und Hafer botanisch mit dem Weizen verwandt sind und es daher zu ☞Kreuzreaktionen kommen kann.

Zitrusfrüchte

Orangen, Zitronen und andere Zitrusfrüchte verursachen ebenfalls Allergien, wenn auch nicht so häufig. Der hohe Säureanteil (Ausnahme: kleinere Mengen Mandarinen) führt oft zu ☞Wundsein beim Kind. Beachten Sie, dass manche Gläschenprodukte und Kuchenwaren Zitrusfrüchte als Geschmackskomponente enthalten. Wenn Sie Beikost selbst zubereiten, sollten Sie als vitaminreichen ☞Saft einen milden Apfelsaft verwenden. Bevorzugen Sie als Vitaminlieferanten in den ersten 2 Lebensjahren heimisches ☞Frischobst der Saison!

Weitere Maßnahmen

Neben diesen generellen Maßnahmen, die bei erhöhtem Allergierisiko empfohlen werden, gibt es spezielle Maßnahmen, die abhängig von den in Ihrer Familie auftretenden Allergien sinnvoll sein können. Haben Eltern oder Geschwister eine Allergie auf ein bestimmtes Lebensmittel (z.B. Tomaten), sollte dieses erst spät in den Speiseplan Ihres Kindes eingebaut werden.
Reagiert ein Familienmitglied allergisch auf Pollen, können sich auch Allergien auf Lebensmittel mit ähnlichen Eiweißstoffen entwickeln. Man spricht von Kreuzallergien oder Kreuzreaktionen. Ein bekanntes Beispiel ist die Birken-Apfel-Allergie, bei der während des Birken-Pollenflugs auch der Genuss von Äpfeln die Schleimhäute anschwellen lässt. Ein anderes Beispiel sind Latexallergiker, die beim Verzehr von Bananen, Avocados, usw. kreuzreagieren.

Soweit Ihnen Kreuzallergien innerhalb der Familie bekannt sind, können Sie mit Hilfe eines Arztes oder einer Ernährungsfachkraft das verzögerte Einführen bzw. den Ersatz dieser Beikostlebensmittel besprechen. Die Liste der kreuzreagierenden Lebensmittel ist lang. Manche dieser Lebensmittel (wie z.B. Nüsse, exotische Obstsorten) lassen sich relativ einfach aus dem Menüplan streichen. Doch oftmals ist die Zusammenstellung eines Beikostplanes für ein Allergierisikokind kompliziert und kann ohne fachliche Begleitung zu einer Mangelversorgung Ihres Kindes führen. Lassen Sie sich deshalb von Ihrem Arzt beraten!

Maßnahmen im Ernährungsbereich können natürlich nur auf Lebensmittelallergien Einfluss nehmen. Sie müssen durch Maßnahmen im Umfeld des Kindes begleitet werden. Gefährdende Umweltfaktoren (Rauchen, Haustiere, Hausstaubmilbe, Schimmelpilzgifte) erhöhen die Häufigkeit von allergischen Erkrankungen. Vermeiden Sie daher mit Ihrem Kind verrauchte Räume, und verzichten Sie bei Hochrisikokindern möglichst auf Katzen, Meerschweinchen, Kaninchen oder Vögel als Haustiere!
Felle, Teppichböden und Gardinen im Kinderzimmer, in denen sich die Hausstaubmilben heimisch fühlen, sind wenig geeignet! Waschen Sie die Kuscheltiere Ihres Kindes regelmäßig. Eventuell kann die Matratze mit einem Spezialüberzug (Encasing) gegen Hausstaubmilben geschützt werden.
Vermeiden Sie ein Innenraumklima, das Schimmelpilzwachstum begünstigt (hohe Luftfeuchtigkeit, mangelnde Luftzirkulation).

Woran kann ich eine mögliche Allergie erkennen?

Es ist nicht einfach, den Zusammenhang zwischen Nahrung und Reaktion herzustellen, denn es gibt bei Allergien unterschiedliche Reaktionszeiten. Sofortreaktionen treten schon wenige Minuten bis Stunden nach der Einnahme des Lebensmittels auf. Verzögerte allergische Reaktionen brauchen bis zu 72 Stunden von der Mahlzeit bis zum Auftreten der Beschwerden.
Oft sind einzelne Lebensmittel nur schwer als Auslöser zu erkennen. Unterstützend bei der Diagnose helfen dann ein „Essenstagebuch" oder Anmerkungen im ☞Beikostplan. Dabei werden in einem Kalender mit Stundeneinteilung auffällige Reaktionen des Kindes den aufgenommenen Speisen und Getränken gegenübergestellt.

Folgende Allergiesymptome sind im Säuglingsalter häufig:

- Verdauungsbeschwerden: Bauchschmerzen, ☞Blähungen, ☞Durchfall, Erbrechen, manchmal zusätzlich verschleimter Stuhl

- Hautveränderungen, Ekzem oder ein juckender roter Hautausschlag (z.B. Neurodermitis) an besonders empfindlichen Stellen (z.B. in den Ellenbeugen) oder auf dem gesamten Körper

Doch nicht jede Verdauungsstörung ist gleich eine allergische Reaktion, nicht jeder Hautausschlag das Zeichen einer Allergie. Gehen Sie daher auf keinen Fall von vornherein davon aus, dass es sich um eine Allergie handelt. Speziell bei Neurodermitis steckt oft keine Lebensmittelallergie dahinter, und es kann bei starken Einschränkungen der Nahrungsmittelauswahl zu einer unzureichenden Versorgung des Kindes mit Nährstoffen kommen.

Lassen Sie daher von einem auf Allergien spezialisierten Kinderarzt eine gründliche Diagnose stellen. Neben der Erfragung der Krankenvorgeschichte und Auswertung eines Allergie-Tagebuches kann der Arzt anhand verschiedener Testverfahren allergische Reaktionen im Blut (RAST-Test) oder auf der Haut (Pricktest) feststellen. Mit einem positiven Haut- oder Bluttest ist eine Allergie noch nicht eindeutig nachgewiesen! Nur durch Weglassen des verdächtigen Lebensmittels (Eliminationsdiät) und anschließender Wiedereinführung (Provokation) lässt sich eine Lebensmittelallergie sicher feststellen!
Führen Sie derartige Ernährungsumstellungen immer nur auf Anweisung Ihres Arztes und in Begleitung durch eine Ernährungsfachkraft durch.

Treten bei der Gabe einer bestimmten Beikost sofort starke allergische Reaktionen auf, darf dieses Lebensmittel nur unter ärztlicher Aufsicht ein 2. Mal gegeben werden. Es besteht die Gefahr einer schockartigen Reaktion des Kindes. Diese ist zwar sehr selten, aber gefährlich, weil sie Atemtätigkeit und Herzfunktion beeinträchtigen kann.

Mein Kind hat eine Kuhmilchallergie

Wenn der Kinderarzt ein Allergie auf Kuhmilcheiweiß festgestellt hat oder ein starker Verdacht darauf besteht, müssen verschiedene Maßnahmen beachtet werden. Bei gestillten Kindern muss die Mutter

evtl. Milchprodukte in ihrer Ernährung nach Anleitung eines Arztes oder einer Ernährungsfachkraft meiden und ersetzen. Die in der Muttermilch in Spuren enthaltenen Lebensmittel-Bausteine können eine ☞„Muttermilchunverträglichkeit" hervorrufen.
Wird das Kind bereits mit der Flasche gefüttert, darf weder herkömmliche Säuglingsmilchnahrung (☞PRE, 1er, 2er) noch ☞HA-Nahrung gegeben werden. Man verwendet in diesem Fall sogenannte ☞Semi-Elementar-Nahrungen.

Vorsorgend sollten Sie für (unerwartete) Ausnahmesituationen immer passende Nahrung bereithalten, egal ob es sich um Ausflüge oder Krankenhausaufenthalte handelt.

Manche Kinderärzte empfehlen statt Semi-Elementar-Nahrung eine milchfreie ☞Soja-Nahrung. Sie ist weniger stark technologisch verarbeitet, kann jedoch eine weitere Allergie zur Folge haben, da ☞Soja ein potenter Allergieauslöser ist. Viele Eltern lassen es auf einen Versuch ankommen, vor allem wenn das Kind die Semi-Elementar-Nahrung verweigert. Eine Absprache mit dem Kinderarzt ist unbedingt erforderlich!
Als Getreidebrei hat sich neben milchfreien Getreidebreien auch der gluten-, milch- und sojafreie Spezialbrei „Sinlac" (Fa. Nestlé) bewährt, der entweder mit Spezialnahrung, Obst, Gemüse oder - wie das eine Mutter einer 14-monatigen Neurodermitikerin als Notlösung herausfand - mit Reismilch zubereitet werden kann. Reismilch ist allerdings kein richtiger Milchersatz und sollte nur als Ergänzung zur Muttermilch oder Semi-Elementar-Nahrung verwendet werden.

Einige Eltern greifen statt zu Soja-Nahrungen oder Semi-Elementar-Nahrung gerne zu abgekochter, verdünnter ☞Schaf- oder ☞Ziegenmilch. Für den Säugling sind diese noch zu unausgewogen! Wenn Kinder auf den Eiweißanteil Casein reagieren, der in allen Milchsorten ähnlich ist, darf keinerlei tierische Milch gegeben werden. Ist das nicht der Fall, sind Ziegen- oder Schafmilch im Kleinkindalter (ab einem Jahr) als Kuhmilchersatz geeignet. Eine spezielle Säuglingsziegenmilch, der allerdings keine Folsäure zugesetzt ist, ist von der Fa. Holle erhältlich. Einige Fachgremien sprechen sich jedoch gegen die Verwendung von Ziegen- oder Schafmilch beim kuhmilchallergischen Kind aus. Klären Sie diese Frage zuvor mit Ihrem Kinderarzt!

Viele Medikamente (z.B. homöopathische Globuli) bestehen hauptsächlich aus Milchzucker als Trägerstoff. Auch darauf können empfindliche Kuhmilchallergiker reagieren!

Zum Schluss ein beruhigender Hinweis: Allergien, die im Säuglings- oder Kleinkindalter auftreten, gehen häufig wieder zurück, wenn das Kind eine Zeit lang ohne den Allergieauslöser ernährt wird. Sie müssen dazu jedoch den Auslöser über einen längeren Zeitraum konsequent meiden. Nähere Informationen erhalten Sie bei Ärzten und Ernährungsfachkräften, an der Eltern-Hotline des Vereines „Informationskreis Kind und Ernährung“ (☞Adressverzeichnis) sowie bei div. Organisationen, z.B. der ÖGAST und dem DAAB (☞Adressverzeichnis).

Familienkost für kleine Leute

Der Umstieg zur Familienkost beginnt bereits mit dem 10. Monat (bei erhöhtem Allergierisiko mit dem 12. Monat). Mit dem 12. Monat enden wesentliche Empfehlungen, die für die Ernährung im 1. Lebensjahr gegolten haben. Das Kind beginnt, sich mehr zu bewegen und seine Umwelt zu erforschen. Dazu gebraucht es verstärkt seine Muskeln und der Bedarf an Eiweiß steigt.

Pluspunkte im 2. Lebensjahr

Im Kleinkindalter (2.-6. Lebensjahr) wird Ihr Kind viel Neues kennenlernen und auch neue Gerichte ausprobieren. Nutzen Sie die Chance, in diesem Alter die Weichen für eine gesunde Ernährung zu stellen.

Folgende Punkte sollten Sie im 2. Lebensjahr beachten:

• Bleiben Sie noch bei einfacher Kost! Immer wieder stößt man auf Eltern, die voller Stolz erzählen, was ihr Kind schon alles ausprobiert hat - Oliven, Chips, Nüsse, ja sogar schon Kinderüberraschungseier! Lassen Sie sich von solchen Meldungen nicht zum „Gleichziehen" verleiten, sondern vertrauen Sie Ihrem Wissen und Ihrem Instinkt!

• Nach dem 12. Lebensmonat können herkömmliche Kuhmilchprodukte in den Speiseplan aufgenommen werden. Beginnen Sie mit kleinen Mengen Topfen (Quark) oder Joghurt, und steigern Sie die Menge langsam. Auch Grießbreie können nun mit Kuhmilch (in der 1. Woche noch mit $^{1}/_{3}$ Wasser verdünnt) angerührt werden.

• Am Anfang des 2. Lebensjahres sollten im Tagesspeiseplan insgesamt 2-3 milchhaltige Mahlzeiten vorhanden sein, z.B. morgens eine Tasse Milch, mittags ein Joghurt als Nachspeise und abends ein Käsebrot. Dadurch erhält Ihr Kind die notwendige Menge Calcium, die es für sein Knochenwachstum braucht.

• Gegen Ende des 1. Lebensjahres können viele Kinder schon selbstständig aus einer (Schnabel)tasse trinken. Bieten Sie laufend für das Kind gut sichtbar ☞Getränke an, denn Ihr Kind braucht jetzt etwas mehr Flüssigkeit und ist durch sein Spiel und die Erforschung der Welt wahrlich abgelenkt.

• Meiden Sie weiterhin allzu fettreiche Lebensmittel (z.B. Bratwurst, Mayonnaise) bzw. gebratene oder frittierte Speisen, blähende Gemüsesorten (z.B. Linsen, Bohnen, verschiedene Kohlarten) und stark gewürzte, gesäuerte oder gesalzene Speisen (☞Rohschinken, Fertigsalate bzw. -saucen, gewürzte Fertiggerichte, Dosengemüse, Sauerkraut, Essiggurken, Silberzwiebeln ...).

• Behalten Sie auch in Erinnerung, dass noch im 2. Lebensjahr rohes ☞Getreide (z.B. herkömmliche Müsliflocken) eine zu große Belastung für den kindlichen Darm darstellt. Als „Gesundheitsdetektiv" Ihres Kindes sollten Sie natürlich auch ein wachsames Auge auf Süßigkeiten (Eis oder Schokolade) und Ketchup (sehr zuckerhaltig) haben. Zu Geburtstagsfesten etc. ist Süßes meist unumgänglich, aber häufig lässt es sich mit einfachen Mitteln vermeiden.

Nähere Informationen zur Ernährung im Kleinkindalter finden Sie in unserem Buch „Essen und Trinken im Kleinkindalter". Dort erfahren Sie, wie die richtige Zusammenstellung der Nahrung aus allen Lebensmittelgruppen erfolgt und welche Mengen in welcher Altersstufe erforderlich sind. Sie erhalten darin Antworten auf zahlreiche interessante Fragen. Für die praktische Umsetzung bieten wir Ihnen Tipps und Rezepte in „Pfiffige Rezepte für kleine und große Leute". Beide Bücher sind beim Verlag (www.kinderkost.com bzw. ☞Adressverzeichnis) erhältlich.

Wir hoffen, das vorliegende Buch konnte alle Ihre Fragen zum Thema „Säuglingsernährung" beantworten. Sollten Sie dennoch weitere Fragen zur Ernährung Ihres Kindes auf dem Herzen haben, nutzen Sie in Österreich den Service des (☞Adressverzeichnis)! Durch ein Mitgliederblatt, unsere Homepage (www.informationskreis.org) und mit Hilfe der Eltern-Hotline hoffen wir, Ihnen rasch alle gewünschten Informationen (Seminartermine, Infos über weitere Bücher und Merkblätter) geben zu können.

Wir wünschen Ihnen von ganzem Herzen viel Erfolg beim Anwenden des neu erworbenen Wissens und viel Freude an der Entwicklung Ihres Kindes.

Abkürzungen

AR	Antireflux
BSE	Bovine Spongiforme Enzephalopathie (Rinderwahn)
EL	Esslöffel
g	Gramm
HA	hypoantigen bzw. hypoallergen
IBCLC	International Board of Certified LactationConsultant
TL	Teelöffel
l, ml	Liter, Milliliter
PKU	Phenylketonurie (Stoffwechselerkrankung)
WHO	World Health Organisation (Weltgesundheitsorganisation)

Wörterbuch

Aufstoßen	Bäuerchen machen
Diaetologin	Diätassistentin
Erdäpfel	Kartoffel
Jause	Zwischenmahlzeit
Karfiol	Blumenkohl
Karotten	Möhren, Mohrrüben
Kipferl	hörnchenförmige Backware, Gipfeli
Marillen	Aprikosen
Orangen	Apfelsinen
Paradeiser	Tomaten
Polenta	Maisgrieß
Rahm	Sahne, Obers
Rote Rüben	Rote Beete, Randen
Topfen	Quark
Schnuller	Beruhigungssauger, Zuz, Nuggi, Lulli

Weiterführende Literatur

Stillzeit

„Essen und Trinken - Kinderwunsch, Schwangerschaft und Stillzeit" (1. Auflage), Ingeborg Hanreich, Verlag I. Hanreich 2006, ISBN 978-3-901518-07-2, € 16,50, CHF 30,00.

„Empfehlungen für die Ernährung von Mutter und Kind - Schwangerschaft und Stillzeit" (2. Auflage), Mathilde Kersting, Ute Alexy und Elmar Kersting (Forschungsinstitut für Kinderernährung Dortmund), aid-infodienst 2003, ISBN 978-3-8308-0215-0, € 2,00 (D), € 2,10 (A), CHF 4,00.

„Arzneimittelverordnung in Schwangerschaft und Stillzeit" (7. Auflage), Christof Schaefer, Horst Spielmann und Klaus Vetter, Urban & Fischer 2006, ISBN 978-3-437-21332-8, € 64,95 (D), € 66,80 (A), CHF 96,00.

Stillen und Stillprobleme

„Stillen – so versorgen Sie Ihr Baby rundum gut" (3. Auflage), Mártha Guóth-Gumberger und Elizabeth Hormann, GU 2006, ISBN 978-3-7742-6387-1, € 12,90 (D), € 13,30 (A), CHF 23,50.

„Das Handbuch für die stillende Mutter" (4. Auflage), Hanna Neuenschwandner, La Leche Liga Schweiz Verlag 2004, ISBN 978-3-906675-02-2, € 15,25 (D), 17,50 (A), CHF 24,00.

Säuglingsernährung

„Rezepte und Tipps für Babys Beikost", Ingeborg Hanreich und Britta Macho, Verlag I. Hanreich 2005, ISBN 978-3-901518-02-7 (A+CH), ISBN 978-3-901518-05-8 (D), 15,00, CHF 27,30.

Kinderernährung

„Essen und Trinken im Kleinkindalter" (3. Auflage),
Ingeborg Hanreich, Verlag I. Hanreich 2005,
ISBN 978-3-901518-03-4, € 16,50, CHF 30,00.

„Pfiffige Rezepte für kleine und große Leute" (3. Auflage),
Ingeborg Hanreich und Britta Macho, Verlag I. Hanreich 2006,
ISBN 978-3-901518-01-0, € 15,00, CHF 27,30.

„Coole Rezepte für Jausen, Pausen und Feste" (1. Auflage),
Ingeborg Hanreich und Britta Macho, Verlag I. Hanreich 2003,
ISBN 978-3-901518-06-5, € 15,00, CHF 27,30.

„Fakten zur Kinderernährung" (1. Auflage),
Mathilde Kersting, Ute Alexy und Nicole Rothmann (Forschungsinstitut für Kinderernährung Dortmund), Hans Marseille Verlag 2003,
ISBN 978-3-88616-108-9, € 24,00 (D), € 24,70 (A), CHF 47,00.

Allergie

„Allergie(-risiko) - Was darf mein Baby essen?" (2. Auflage),
Ute Körner, aid Infodienst 2006,
ISBN 978-3-8308-0568-7, € 3,00 (D), € 3,10 (A).

„Lebensmittelallergie Neurodermitis - Was darf mein Kind essen?" (2. Auflage), Ute Körner, aid Infodienst 2003,
ISBN 978-3-8308-0356-0, € 2,50 (D), € 2,60 (A).

„Essen und Trinken bei Lebensmittelallergien" (4. Auflage),
DGE-infothek 2001,
ISBN 978-3-88749-156-7, € 0,50 (D), € 0,60 (A).

„Antworten auf die 111 häufigsten Fragen zu Allergie und Asthma" (1. Auflage), Deutscher Allergie- und Asthmabund e.V.,
MVS Medizinverlage Stuttgart 2004,
ISBN 978-3-8304-3126-8, € 12,95 (D), € 13,40 (A), CHF 22,70.

„Der große TRIAS-Ratgeber Nahrungsmittel-Allergien" (2. Auflage),
Claudia Thiel, MVS Medizinverlage Stuttgart 2004,
ISBN 978-3-8304-3141-1, € 19,95 (D), € 20,60 (A), CHF 34,90.

Adressverzeichnis

Buchbestellungen Verlag I. Hanreich

Österreich, Europa

Verlag I. Hanreich - Verlag und Vertrieb in Österreich
Esterhazygasse 7/2, A-1060 Wien
Tel.: (+43 1) 504 28 29-1, Fax: (+43 1) 504 28 29-4
E-Mail: verlag@kinderkost.com Internet: www.kinderkost.com

Deutschland

Dipl. oec.troph. Ehrentraud Hansen - Vertrieb in Deutschland
Maasbüllhof 1, D-24975 Maasbüll
Tel.: (+49 4634) 93 04 55, Fax: (+49 4634) 17 25
E-Mail: ehrentraud.hansen@kinderkost.com
Internet: www.kinderkost.com

Schweiz

Sonja Schär, Mütter- und Väterberaterin - Vertrieb in der Schweiz
Lohstrasse 22, CH-8362 Balterswil
Tel.: (+41 71) 971 49 77, Fax: (+41 71) 971 49 76
E-Mail: sonja.schaer@kinderkost.com Internet: www.kinderkost.com

Vereine, Verbände und Selbsthilfegruppen

Allergie

Deutschland

Arbeitsgemeinschaft Allergiekrankes Kind e.V. (AAK)
Postfach 1141, D-35721 Herborn
Tel.: (+49 2772) 92 87-0, Fax: (+49 2772) 92 87-9
E-Mail: koordination@aak.de Internet: www.aak.de

Deutscher Allergie- und Asthmabund e.V. (DAAB)
Fliethstraße 114, D-41061 Mönchengladbach
Tel.: (+49 2161) 81 49 40, Fax: (+49 2161) 814 94 30
E-Mail: info@daab.de Internet: www.daab.de

Kindernetzwerk e.V.*
Hanauer Straße 15, D-63739 Aschaffenburg
Tel.: (+49 6021) 120 30, Fax (+49 6021) 124 46
E-Mail: info@kindernetzwerk.de Internet: www.kindernetzwerk.de

* Es werden Kontakte zu Eltern von allergiebetroffenen Kindern, zu Selbsthilfegruppen oder Kliniken, die sich auf bestimmte Erkrankungen spezialisiert haben, vermittelt.

Weitere Informationen erhalten Sie unter:
www.allergie-experten.de, www.allergie-asthma-online.de
und www.allum.de

Österreich

Österreichische Lungenunion
Obere Augartenstraße 26-28, A-1020 Wien
Tel. & Fax: (+43 1) 330 42 86
E-Mail: office@lungenunion.at Internet: www.lungenunion.at

Schweiz

aha! Schweizerisches Zentrum für Allergie, Haut und Asthma
Gryphenhübeliweg 40, Postfach 378, CH-3000 Bern 6
Tel.: (+41 31) 359 90 50, Fax: (+41 31) 359 90 90
E-Mail: info@ahaswiss.ch Internet: www.ahaswiss.ch

Lungenliga Schweiz
Südbahnhofstrasse 14 C, CH-3000 Bern 14
Tel.: (+41 31) 378 20 50, Fax: (+41 31) 378 20 51
E-Mail: info@lung.ch Internet: www.lung.ch

Biologische Lebensmittel - Information (z.B. Saisonkalender) und Anbieter

Deutschland

Bioland Bundesverband
Kaiserstraße 18, D-55116 Mainz
Tel.: (+49 6131) 239 79-0, Fax: (+49 6131) 239 79-27
E-Mail: info@bioland.de Internet: www.bioland.de

Weitere Direktvermarkter bzw. Naturkostläden finden Sie unter: www.allesbio.de und www.naturkost.de

Österreich

Bioinfo
Theresianumgasse 11/1, A-1040 Wien
Tel.: (0810) 22 13 14 (Servicetelefon zum Ortstarif)
Fax: (+43 1) 403 70 50-191
E-Mail: service@bioinfo.at Internet: www.bioinfo.at

Verband österreichischer Umweltberatungsstellen
Hietzinger Kai 5/7, A-1130 Wien
Tel.: (+43 1) 877 60 99, Fax: (+43 1) 877 60 99-13
E-Mail: oesterreich@umweltberatung.at
Internet: www.umweltberatung.at

Schweiz

Bio Suisse
Margarethenstrasse 87, CH-4053 Basel
Tel.: (+41 61) 385 96 10, Fax: (+41 61) 385 96 11
E-Mail: bio@bio-suisse.ch Internet: www.bio-suisse.ch

Verein bionetz.ch
Bärenplatz 2, CH-3011 Bern
E-Mail: info@bionetz.ch Internet: www.bionetz.ch

Weitere Informationen finden Sie unter: www.coop.ch

Südtirol

Bioland Verband Südtirol
Steindlweg 48, I-39018 Terlan
Tel.: (+39 471) 25 69 77, Fax: (+39 371) 25 60 62
E-Mail: bioland@bioland-suedtirol.it
Internet: www.bioland-suedtirol.it

Verbraucherzentrale Südtirol (VZS)
Zwölfmalgreinerstraße 2, I-39100 Bozen
Tel.: (+39 471) 97 55 97, Fax: (+39 471) 97 99 14
E-Mail: info@consumer.bz.it   Internet: www.consumer.bz.it

Ernährungsinformationen für Mutter und Kind

Deutschland

Deutsche Gesellschaft für Ernährung e.V. (DGE)
Godesberger Allee 18, D-53175 Bonn
Tel.: (+49 228) 37 76-600, Fax: (+49 228) 37 76-800
Internet: www.dge.de

Forschungsinstitut für Kinderernährung (FKE)
Heinstück 11, D-44225 Dortmund
Tel.: (+49 231) 79 22 10-0
E-Mail: fke@fke-do.de   Internet: www.fke-do.de

Auswertungs- und Informationsdienst für Ernährung,
Landwirtschaft und Forsten e.V. (aid)
Friedrich Ebert-Straße 3, D-53177 Bonn
Tel.: (+49 228) 84 99-0
Fax: (+49 225) 92 61 18 (Kundenservice)
E-Mail: aid@aid.de   Internet: www.aid.de

Bundeszentrale für gesundheitliche Aufklärung (BZgA)
Ostmerheimer Straße 220, D-51109 Köln
Tel.: (+49 221) 89 92-0, Fax: (+49 221) 89 92-300
E-Mail: poststelle@bzga.de   Internet: www.bzga.de

Österreich

Informationskreis Kind und Ernährung (IKE)
Eltern-Hotline für Mitglieder: Di und Do von 9.00 bis 11.00
(Mitgliedsbeitrag € 14,00/Jahr)
Esterhazygasse 7/2, A-1060 Wien
Tel.: (+43 1) 504 28 29-3, Fax: (+43 1) 504 28 29-4
E-Mail: office@informationskreis.org
Internet: www.informationskreis.org

Österreichische Gesellschaft für Ernährung (ÖGE)
Zaunergasse 1-3, A-1030 Wien
Tel.: (+43 1) 714 71 93, Fax: (+43 1) 718 61 46
E-Mail: info@oege.at Internet: www.oege.at

Schweiz

Schweizerische Gesellschaft für Ernährung (SGE)
Effingerstrasse 2, Postfach 8333, CH-3001 Bern,
Tel: (+41 31) 385 00 00, Fax: (+041 31) 385 00 05
Email: info@sge-ssn.ch Internet: www.sge-ssn.ch

Neurodermitis

Deutschland

Bundesverband Neurodermitiskranker in Deutschland e.V.
Oberstraße 171, D-56154 Boppard
Tel.: (+49 6742) 871 30, Fax: (+49 6742) 27 95
E-Mail: info@neurodermitis.net Internet: www.neurodermitis.net

Deutscher Neurodermitis Bund e.V. (DNB)
Spaldingstraße 210, D-20097 Hamburg
Tel.: (+49 40) 23 07 44, Fax: (+49 40) 23 10 08
E-Mail: info@dnb-ev.de Internet: www.dnb-ev.de

Österreich

Informationen und Selbsthilfegruppen finden Sie unter:
www.netdoktor.at/health_center/neurodermitis/

Schweiz

aha! Schweizerisches Zentrum für Allergie, Haut und Asthma
Gryphenhübeliweg 40, Postfach 378, CH-3000 Bern 6
Tel.: (+41 31) 359 90 50, Fax: (+41 31) 359 90 90
E-Mail: info@ahaswiss.ch Internet: www.ahaswiss.ch

Weitere Informationen erhalten Sie unter:
www.neurodermitis.ch

Stillberatung

Deutschland

Bundesverband Deutscher Laktationsberaterinnen IBCLC e.V. (BDL)
Hildesheimer Straße 124 E, D-30880 Laatzen
Tel.: (+49 511) 87 64 98 60, Fax: (+49 511) 87 64 98 68
E-Mail: sekretariat@bdl-stillen.de Internet: www.bdl-stillen.de

Bund Deutscher Hebammen e.V. (BDH)
Gartenstraße 26, D-76133 Karlsruhe
Tel.: (+49 721) 981 89-0, Fax: (+49 721) 981 89-20
E-Mail: info@bdh.de Internet: www.bdh.de

Bund freiberuflicher Hebammen Deutschlands e.V. (BfHD)
Kasseler Straße 1 a, D-60486 Frankfurt
Tel.: (+49 69) 79 53 49 71, Fax: (+49 69) 79 53 49 72
E-Mail: geschaeftsstelle@bfhd.de Internet: www.bfhd.de

Arbeitsgemeinschaft Freier Stillgruppen e.V. (AFS)
Bornheimer Straße 100, D-53119 Bonn
Tel.: (+49 228) 350 38 71, Fax: (+49 228) 350 38 72
E-Mail: geschaeftsstelle@afs-stillen.de Internet: www.afs-stillen.de

La Leche Liga Deutschland e.V.
Dannenkamp 25, D-32479 Hille
Tel.: (+49 571) 489 46, Fax: (+49 571) 404 94 80
E-Mail: beratung@lalecheliga.de Internet: www.lalecheliga.de

Weitere Informationen finden Sie unter: www.stillkinder.de

Österreich

La Leche Liga Österreich (LLL)
Zentagasse 6/13, A-1050 Wien
Tel.: (+43 650) 871 21 96
E-Mail: info@lalecheliga.at Internet: www.lalecheliga.at

Verband der Still- und Laktationsberaterinnen Österreichs IBCLC (VSLÖ)
Lindenstraße 20, A-2362 Biedermannsdorf
Tel. & Fax: (+43 2236) 723 36
E-Mail: info@stillen.at Internet: www.stillen.at

Österreichisches Hebammengremium (ÖGH)
Postfach 438, A-1060 Wien
Tel. & Fax: (+43 1) 597 14 04
E-Mail: oehg@hebammen.at Internet: www.hebammen.at

Hebammenzentrum - Verein freier Hebammen
Lazarettgasse 6/2/1, A-1090 Wien
Tel.: (+43 1) 408 80 22, Fax: (+43 1) 403 98 77-18
E-Mail: freie-hebammen@hebammenzentrum.at
Internet: www.hebammenzentrum.at

Schweiz

Berufsverband Schweizerischer Stillberaterinnen IBCLC (BSS)
Postfach 686, CH-3000 Bern 25
Tel.: (+41 41) 671 01 73, Fax: (+41 41) 671 01 71
E-Mail: office@stillen.ch Internet: www.stillen.ch

Schweizerischer Hebammenverband
Rosenweg 25 C, Postfach, CH-3000 Bern 23
Tel.: (+41 31) 332 63 40, Fax: (+41 31) 332 76 19
E-Mail: info@hebammen.ch Internet: www.hebamme.ch

La Leche Liga Schweiz (LLL)
Postfach 197, CH-8053 Zürich
Tel. & Fax: (+41 81) 943 33 00
E-Mail: info@stillberatung.ch Internet: www.stillberatung.ch

Schweizerische Stiftung zur Förderung des Stillens
Franklinstrasse 14, CH-8050 Zürich
Tel.: (+41 44) 311 79 50, Fax: (+41 44) 311 79 51
E-Mail: stiftungstillen@bluewin.ch Internet: www.allaiter.ch

Schweizerischer Verband der Mütterberaterinnen (SVM)
Elisabethenstrasse 16, Postfach 8426, CH-8036 Zürich
Tel.: (+41 44) 382 30 33, Fax: (+41 44) 382 30 35
E-Mail: svm@bluewin.ch Internet: www.muetterberatung.ch

Südtirol

La Leche League Italia (LLL)
Casella Postale 1368, I-20123 Milano
Tel.: (+39 199) 43 23 26
E-Mail: doveconsulenti@lllitalia.org Internet: www.lllitalia.org

Verband der Still- und Laktationsberaterinnen Südtirols IBCLC (VSLS)
Marconistraße 19, I-39044 Neumarkt
Tel.: (+39 329) 051 23 61, Fax: (+39 471) 81 24 15
E-Mail: info@stillen.it Internet: www.stillen.it

Kollegium der Hebammen der Provinz Bozen
Duca d`Aosta-Straße 64/4, I-39100 Bozen
Tel.: (+39 471) 28 06 47, Fax: (+39 471) 46 95 58
E-Mail: info@hebammen.bz.it Internet: www.hebammen.bz.it

Schrei-, Schlaf-, und Fütterungsstörungen

Deutschland

Informationen finden Sie unter:
www.schreibaby.de, www.trostreich.de und www.gaimh.de

Österreich

Gesellschaft für seelische Gesundheit in der frühen Kindheit e.V. (GAIMH e.V.)
Auenbruggerplatz 30, A-8036 Graz
Tel.: (+43 316) 385-3759, Fax: (+43 316) 385-3754
E-Mail: gaimh@klinikum-graz.at Internet: www.gaimh.de

Schweiz

Verein Schreibabyhilfe
Postfach 224, CH-8154 Oberglatt
Tel.: (+41 44) 850 75 23
E-Mail: nicole@schreibabyhilfe.ch Internet: www.schreibabyhilfe.ch

Stoffwechselstörungen

Deutschland

Gemeinnützige Elterninitiative Galaktosämie e.V.
Evenaristraße 39, D-64293 Darmstadt
Tel.: (+49 6151) 95 75 15
E-Mail: galakto1@galaktosaemie.de Internet: www.galaktosaemie.de

Deutsche Interessensgemeinschaft PKU und verwandte Stoffwechselstörungen e.V. (DIG-PKU)
Adlerstraße 6, D-91077 Kleinsendelbach
Tel.: (+49 9126) 44 53, Fax: (+49 9126) 309 46
Internet: www.dig-pku.de

Deutsche Zöliakie Gesellschaft e.V. (DZG)
Filderhauptstraße 61, D-70599 Stuttgart
Tel.: (+49 711) 45 99 81-0, Fax: (+49 711) 45 99 81-50
E-Mail: info@dzg-online.de Internet: www.dzg-online.de

Selbsthilfegruppe hereditäre Fructoseintoleranz (HFI)
Dürerstraße 88, D-47447 Moers
Fax: (+49 2841) 998 17 51
E-Mail: fructoseintoleranz@gmx.de
Internet: www.fructoseintoleranz.de

Österreich

Österreichische Gesellschaft für angeborene Stoffwechselstörungen (ÖGAST) - Bereich Galaktosaemie
Speckbachergasse 19/26, A-1160 Wien
Tel. & Fax: (+43 1) 485 80 62
E-Mail: office@galaktosaemie.at Internet: www.galaktosaemie.at

Österreichische Gesellschaft für angeborene Stoffwechselstörungen
(ÖGAST) - Bereich Phenylketonurie
Auestraße 70, A-2641 Aue bei Gloggnitz
Tel.: (+43 650) 431 56 99, Fax: (+43 2663) 200 55
E-Mail: s.hackl@oegast.at   Internet: www.pkuinfo.at

Österreichische Arbeitsgemeinschaft Zöliakie
Anton-Baumgartner-Straße 44/C5/2302, A-1230 Wien
Tel. & Fax: (+43 1) 667 18 87
E-Mail: zoeliakie.oesterreich@utanet.at   Internet: www.zoeliakie.or.at

Schweiz

Verein Galactosaemie Schweiz
Obere Torackerstrasse 16, CH-9248 Bichwil
Tel.: (+41 71) 950 06 33
E-Mail: kilchoers@tisali.ch   Internet: www.galactosaemie.ch

Schweizerische IG Phenylketonurie und andere mit
Eiweisseinschränkungen behandelte Stoffwechselstörungen (CHIP)
Ennetbühlstrasse 18, CH-8810 Horgen
Internet: www.chip-pku.ch

IG Zöliakie der Deutschen Schweiz
Birmannsgasse 20, CH-4055 Basel
Tel.: (+41 61) 271 62 17, Fax: (+41 61) 271 62 18
E-Mail: sekretariat@zoeliakie.ch   Internet: www.zoeliakie.ch

Südtirol

Galactosaemia in Italy
Via Monsignor Carraro 11 Novaglie, I-37034 Verona
Tel.: (+39 45) 53 44 83
E-Mail: barbimarchini@libero.it   Internet: www.galactosaemia.com

Südtiroler Zöliakie-Gesellschaft (AIC)
Galileo-Galilei-Straße 4/A, I-39100 Bozen (BZ)
Tel.: (+39 471) 05 16 26, Fax: (+39 471) 196 91 34
E-Mail: info@aic.bz.it   Internet: www.aic.bz.it

Associazione Prevenzione Malattie Metaboliche Congenite
(A.P.M.M.C.)
c/o Clinica Pediatrica - Ospedale S. Paolo
Via A.di Rudini, 8, I-20142 Milano
Tel.: (+39 2891) 10 62, Fax: (+39 2891) 501 25
Internet: www.apmmc.it

Wasser für Säuglingsnahrung

Deutschland

Verband Deutscher Mineralbrunnen e.V. (VDM)
Kennedyallee 28, D-53175 Bonn
Tel.: (+49 228) 95 99 00, Fax: (+49 228) 37 34 53
E-Mail: info@vdm-bonn.de Internet: www.mineralwasser.com

Forum Trinkwasser e.V.
Mörfelder Landstraße 72, D-60598 Frankfurt
Tel.: (+49 69) 96 36 52-0, Fax: (+49 69) 96 36 52-15
E-Mail: info@forum-trinkwasser.de
Internet: www.forum-trinkwasser.de

Österreich

Bundesministerium für Gesundheit und Frauen
Radetzkystraße 2, A-1030 Wien
Tel.: (+43 1) 711 00-0, Fax: (+43 1) 711 00-14300
E-Mail: buergerservice@bmgf.gv.at Internet: www.bmgf.gv.at

Schweiz

Schweizerischer Verein des Gas- und Wasserfaches (SVGW)
Grütlistrasse 44, CH-8002 Zürich
Tel.: (+41 44) 288 33 33, Fax: (+41 44) 202 16 33
E-Mail: info@svgw.ch Internet: www.svgw.ch

Auskunft über das örtliche Trinkwasser geben die jeweils zuständigen Wasserwerke bzw. das Gesundheitsamt.

Zahngesundheit

Deutschland

Deutscher Arbeitskreis für Zahnheilkunde (DAZ)
Informationsstelle für Kariesprophylaxe
Postfach 1352, D-64503 Groß Gerau
Tel.: (+49 6152) 814 66, Fax: (+49 6152) 817 88
E-Mail: daz@kariesvorbeugung.de
Internet: www.kariesvorbeugung.de

Schweiz

Aktion Zahnfreundlich
Bundesstrasse 29, CH-4054 Basel
Tel.: (+41 61) 273 77 05
E-Mail: info@zahnfreundlich.ch Internet: www.zahnfreundlich.ch

Stichwortverzeichnis

NOTIZEN

NOTIZEN

Ihr Informationsvorsprung in Sachen Kinderernährung

Der Informationskreis Kind und Ernährung ist ein gemeinnütziger, unabhängiger Verein der wissenschaftlich fundierte industrieunabhängige und praxisnahe Information und Hilfestellung rund um die Ernährung des Kindes bietet.

Mütter und Väter, aber auch alle, die mit Kindern und deren Eltern arbeiten, wollen über die richtige Ernährung des Kindes fundiert und unabhängig informiert werden.

Was bietet Ihnen der Informationskreis?

Der Informationskreis Kind und Ernährung bietet seinen unterstützenden Mitgliedern um € 14,00/Jahr ganzjährig Zugang zu unserer Hotline für Ernährungsfragen von Mutter und Kind:

dienstags und donnerstags
von 9.00 Uhr bis 11.00 Uhr
unter der Telefonnummer (01) 504 28 29-3

Weiters bieten wir für Mitglieder kostenlos verschiedene **Merkblätter** zu häufig gestellten Ernährungsfragen, z.B. über Kalziumversorgung ohne Milch oder Eisenversorgung bei fleischloser Ernährung.

Außerdem erhalten Sie einmal jährlich unser Mitteilungsblatt **IKE-News** und regelmäßig bei Wunsch unseren Newsletter zugesandt.

Bei Spezialfragen und Problemstellungen helfen wir Ihnen gerne im **persönlichen Gespräch** weiter.

Nähere Informationen, sowie die Beitrittserklärung finden Sie unter:
www.informationskreis.org

Mag. Ingeborg Hanreich hat 1991 das Studium der Ernährungswissenschaften an der Universität Wien abgeschlossen. Sie ist seit 2003 Stillberaterin IBCLC. Als freiberuflich tätige Expertin widmet sie sich vor allem dem Bereich „Ernährung von Mutter und Kind". Sie hält Seminare und Vorträge für Eltern, Hebammen, Säuglingsschwestern, ApothekerInnen und ElternberaterInnen. 1994 gründete Sie den Verlag I. Hanreich, in dem mittlerweile 6 verschiedene Buchtitel erschienen sind. Ihre Bücher werden unter anderem in Österreich, Deutschland und der Schweiz vertrieben. Sie ist Gründungspräsidentin des Verbandes der Ernährungswissenschafter Österreichs und seit 1995 Vorstandsmitglied des Vereines „Informationskreises Kind und Ernährung" (IKE).

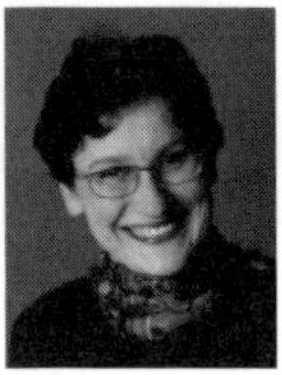

Mag. Ingeborg Hanreich, IBCLC

Dipl. oec.troph. Ehrentraud Hansen hat 1998 ihr Studium der Ernährungswissenschaften abgeschlossen. Sie arbeitet freiberuflich als Ernährungsberaterin, Buchautorin und Vortragende. Für den Verlag I. Hanreich ist sie Verlagsrepräsentantin in Deutschland und wickelt dort den Buchvertrieb ab. Seit 2003 gehört sie dem Expertenteam der Deutschen Gesellschaft für Ernährung in Schleswig Holstein an. Als zweifache Mutter hat sie praktische Erfahrung in der Säuglings- und Kinderernährung.

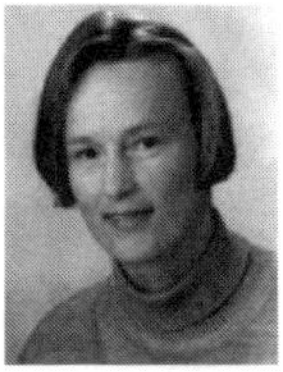

Dipl. oec.troph. Ehrentraud Hansen